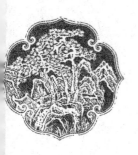

中国民间医学丛书

中国民间刺血术

刘光瑞　刘少林　著

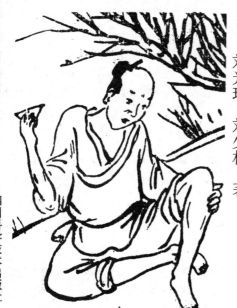

图书在版编目（CIP）数据

中国民间刺血术/刘光瑞等著. – 1版. —成都：
四川科学技术出版社，2007.4（2025.2重印）
（中国民间医学丛书）
ISBN 978–7–5364–6138–3

Ⅰ．中…Ⅱ．刘…Ⅲ．放血疗法（中医）
Ⅳ．R245–0

中国版本图书馆CIP数据核字(2006)第162560号

中国民间医学丛书

中国民间刺血术
ZHONGGUO MINJIAN CIXUESHU

著　者　刘光瑞　刘少林

出 品 人　程佳月
责任编辑　李迎军
助理编辑　王天芳
营销编辑　李　卫　杨亦然
封面设计　李　庆
责任出版　欧晓春
出版发行　四川科学技术出版社
　　　　　成都市锦江区三色路238号　邮政编码 610023
　　　　　官方微博 http://weibo.com/sckjcbs
　　　　　官方微信公众号 sckjcbs
　　　　　传真 028-86361756
成品尺寸　146 mm × 210 mm
印　　张　6.75　字数　140　千
印　　刷　四川机投印务有限公司
版　　次　2007年4月第 1 版
印　　次　2025年2月第 9 次印刷
定　　价　58.00元

ISBN 978–7–5364–6138–3

邮　　购：成都市锦江区三色路238号新华之星A座25层　邮政编码：610023
电　　话：028-86361770

继承中国医学传统

发扬民间医术特色

祝贺《少林刘光瑞

贤父子著中国民间

医学丛书出版成功

一九九一年十一月

李克光

原四川省中医药研究院院长　李克光题词

序一

  重庆刘少林先生是著名的民间医生,行医数十年。与其子刘光瑞先生在实践中积累了丰富的临床经验,收集了大量的流传于民间的单方草药,以及民间各种治病手法的一技之长。这些方药和技术,都是有价值的经验。只要掌握得当、对症下药、对症施术,即可获得奇效,有些小方也能治大病。相信刘少林先生编著的《中国民间草药方》《中国民间刺血术》《中国民间推拿术》《中国民间敷药疗法》《中国民间小单方》《中国民间儿疗图解》等书问世后,定能获得读者的赞赏。

  我国民间医药学的历史悠久,扎根在民间,因此,几千年来流传于民间,未被刊行传世。由于社会与历史的原因,不知有多少民间特效良方良药和独特的施术方法失传了,这是一个重大的损失。现在尚存于民间的医学应多方发掘,使之传之于世,造福人民。

原卫生部中医司司长、中国民 **吕炳奎**
间中医药研究开发协会副会长

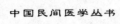
序二

中医刺血术是针灸医学的一个组成部分。它能治疗许多疾病,在古代文献中有不少记载,在民间亦广为流传。近年来也有研究报道,然而都是散见于各书,流传于各地,迄今尚无人作系统地发掘和整理,致使这份宝贵遗产埋没不彰,殊为可惜!

刘少林同志,自幼继承祖业,喜爱针灸刺血术,已有40余年的临证经验。多年来孜孜不倦,虚心好学,勤于记录。曾遍游四川各地。拜访名师,近年又到鄂、湘、黔、滇、陕、豫诸省,收集民间单验方。5年来与其子刘光瑞一道共同整理出《中国民间刺血术》一书。

我见到此书,深感其内容丰富,体验其用心之专,令人钦佩!特别是辨血色、辨刺血时血的动态、辨其他等观察非常细致,颇有意义。

近读 L. 丁坦法思所著的《血液流变学在诊断及预防医学中的应用》一书,该书提到目前有关血液黏滞诸因素的知识,可以用于一些疾病的早期诊断、治疗和预防。降低血细胞的比容,可以防治多种疾病。其老式方法是"放血"。该书在结束语中又谈道:"从某种意义出发,可能出现下述议论,即钟摆又摆向了古老的放血术,摆向古代医术了……这种古老医疗经验含有其真理成分。"

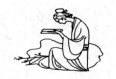

　　看来,无论是古代论述,民间经验以及近代研究,都说明针灸刺血疗法,是一种简、便、验的颇有价值的医疗手段。

　　刘少林、刘光瑞医师对之加以系统整理,对继承和发扬祖国医学遗产做出了贡献。我能细读此书,深受教益,故写数言以示祝贺。

重庆市中医研究所主任医师
原重庆市针灸学会主任委员　　**张邦燊**

序
二

前 言

目前,世界很多国家掀起了针灸热,中国针灸术也为世界卫生组织所承认。

针灸是祖国医学的一个重要组成部分,刺血疗法是针灸的一个分支,源远流长,在《内经》中早有记载,历代并有所发展。由于有关资料零散不全,缺乏系统性,给后学者带来了一定困难。

现在,流传于民间的刺血疗法濒于失传。鉴于这种情况,我们收集了历代有关文献和民间刺血处方,取其精华,去其糟粕,并结合临证经验,著成《中国民间刺血术》一书。

本书以中医理论为基础,做到辨证取穴,着重介绍多种刺血治疗方法,力求条理分明,具体实用,可供城乡广大中医人员临证参考。

由于我们才疏学浅,对民间刺血验方收集不全,经验不多,难免有不足之处,敬请前辈和同道批评指正。

重庆中医少林堂　刘光瑞

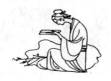

目 录

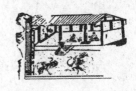

中国民间医学丛书

中国民间刺血术

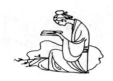

概　述

　　传说在我国石器时代,有一个种田人和一户猎人相邻而居。一次,猎人腿痛,在家躺了几天不见好转,只好咬着牙外出狩猎。上山时,他不小心把石头蹬翻了,摔倒在地,恰巧把小腿外侧摔伤,流了些血。出乎意料,腿竟然一点也不痛了。时隔不久,邻居种田人也因腿痛,卧床不起。猎人去看望种田人,告诉他自己上次的经过。种田人听后,求猎人扶他到那块石头处,故意摔了一下小腿外侧,伤痛竟然也减轻了一大半。这就是传说中最早的刺血疗法。后来,人们将石头磨尖,拿着往病痛处砸刺出血,常常收到"石到病除"的效果。当时还没有穴位这个名称,刺血的部位笼统地称作砭针处。刺血用的锐利石块,也被称为砭石,由此可见,从远古开始,刺血疗法已在民间广为流传、发展。

　　《素问》说:"其病皆为痈疡,其治宜砭石。"汉代许慎在《说文解字》中说:"砭,以石刺病也。"晋代郭璞在《山海经》中说:"砭针,治痈肿者。"隋唐时代,杨上善在《内经·太素》中说:"气盛脓血聚者,可以砭石之针破去之……"等。祖国传统医学记载有关刺血治病论述颇多,可查阅本书第六章"古今民间刺血疗法摘录"。刺血疗法是我们中华民族的祖先长期同疾病作斗争创造的一种独特的治疗方法。它具有操作简便、见效快、疗效神奇等特点。据《史记·扁鹊仓公列传》记载,一次扁鹊和他的弟子

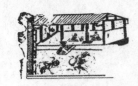

中国民间刺血术

路过虢国,虢太子恰好患病"死亡",正在举行全国祈祷活动。经扁鹊诊断后,确诊太子是"尸厥"(类似休克),并非真正死亡。于是扁鹊立即令弟子子阳"砺针砥石",在太子头顶中央凹陷处的百会穴扎了一针出血,太子就苏醒过来了。由此可见,砭石针刺出血有起死回生之奇效。《新唐书·则天武皇后传》中说:"帝(唐高宗)头眩不能视,侍医张文仲、秦鸣鹤曰:风上逆,砭头血可愈。"果然,唐高宗头顶刺血后,病立愈。据《松江府志》记载,明代医家陈时荣,一次在救一气绝女子时,也是用刺血疗法,针刺委中穴出血,女子立即起死回生。

以上事实说明:刺血疗法起源于远古,来自于民间,发展于历代。为了继承祖国医学遗产,进一步发展中医事业,使民间刺血疗法登上大雅之堂,为人民防病治病,我们特编写了《中国民间刺血术》,系统、全面地介绍刺血疗法。

编者注:本书介绍的刺血术相关操作具有一定的风险性,仅供城乡广大中医专业人员临证和研究参考。非专业人员切忌照书擅自操作,以免造成严重后果。

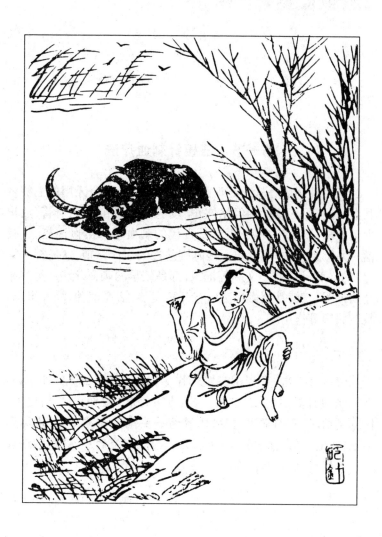

第一章　双针一罐

第一节　三棱针刺血疗法

三棱针刺血是从砭石刺血法发展而来的。今天用的三棱针刺血,是利用三棱针刺经络穴位、皮肤浅表部或静脉血管,放出少量血液,以治疗疾病,也就是古代的刺血络和出血泻热。《灵枢·九针十二原》还提出了宛陈则除之的治疗原则。《灵枢·官针》的络刺、赞刺、豹文刺等记载,都是较早的刺血疗法。经临床经验证明,三棱针刺血疗法确有开窍泄热,活血消肿,醒神宁志,救逆回阳等作用。

一、针具

三棱针疗法,是利用三棱针作为治疗工具。现在一般用不锈钢制成针具,针尖有三面三棱,十分锋利(见图1)。历史上,民间刺血时,有的常用竹签、木签将一头削尖而成,另外也可用粗毫针、缝衣针、注射针头、小眉刀、刀片、陶瓷碎片、锋利的玻璃小块等代替,以进行放血。

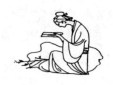

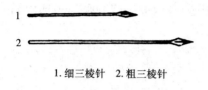

1. 细三棱针　2. 粗三棱针

图 1

二、刺法

针刺前,针具煮沸消毒,针刺部位,常规用体积分数为 75% 的酒精消毒。右手拇、食、中指持针,左手拿住患者针刺部位,在某些穴位,需以左手做捏、按、提拿动作配合,便于找准放血点。根据病情需要,可选用下列各种刺法。

1. 缓刺　用针缓慢地刺入静脉 0.15~0.3 毫米深,随即缓慢放血。适用于肘窝、腘窝部等处放血。

2. 速刺　用针迅速刺进 0.15~0.3 毫米深,挤出少量血液。适用于四肢末端十二井穴和十宣穴等。

3. 挑刺　用三棱针挑破细小静脉,挤出少量血液。适用于胸背部和耳后等处。儿童挑疳积也常用挑刺。

4. 围刺　围绕病痛区、肿处四周点刺,一般常配合拔火罐。

5. 丛刺　用三棱针在某一较小局部多次点刺,使之出血。丛刺多结合拔火罐。

6. 散刺　又叫豹纹刺,用于点刺较宽的面积或循经点刺,结合拔火罐、运走罐等方法,也可以用手拿提点刺部位出血。

7. 顺刺　由下向上作斜刺,在放血前可由上到下推至放血点,以除恶血为主。

8. 逆刺　由上向下作斜刺,在针刺前可由针刺点向上下推揉,分推血液,然后针刺,以放邪气为主。

三、针刺部位

利用人的体穴,辨证取穴,循经针刺。丛刺与围刺时取阿是穴。挑刺除取体穴、耳针穴位外,还以疾病所处部位排挑,即每隔1寸挑刺1针。散针适应于循经针刺。逆刺、顺刺多选用循经络血脉而取穴。

四、禁忌证

患者过饥、过饱、酒醉禁针。血虚、低血压、孕妇均应慎针。外伤大出血者、出血后不易止血者,一般应禁针。

五、适应范围

多用于实证和热证的疾病,如中风,昏迷,中暑,急惊风,高热,头痛,咽喉肿痛,目赤肿痛,急性腰扭伤,睑腺炎,疔疮,丹毒等。

此针配合拔火罐、梅花针叩刺,还可以治疗各种内、外、妇、儿科疾病。

六、注意事项

三棱针疗法针刺时不可过深,出血也不可过多,一般出血后,要用酒精棉球擦揉按压止血。凡治疗部位都要严密消毒,防止感染。针刺出血者,可1日或隔日刺1次,出血较多时,1周刺2次。针刺出气者,可1日3次,以肤红为度,并常结合火罐拔吸,以肤湿为度。

第二节 梅花针刺血疗法

梅花针疗法已有千年以上的历史,我国现存最早的一部医书《内经·灵枢》里,记载着两种刺法:一种叫毛刺,仅在皮肤浅刺,刺皮不伤肉;另一种叫扬刺,正中浅刺一针,旁加浅刺4针。《灵枢·官针》中有:"毛刺者,刺浮痹皮肤也。"故又称皮刺疗法。在也可

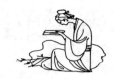

称为梅花针疗法、七星针疗法。

　　用梅花针叩打浅表皮肤,以达到治疗某些疾病的目的。梅花针施术部位,不限于局部俞穴,也不是单纯地"以痛为俞",而是以祖国医学的整体观点为理论依据。《素问·皮部论》指出:"凡十二经络脉者,皮之部也。是故百病之始生也,必先于皮毛。"由于十二皮部与十二经脉、十二脏腑有密切联系,叩击皮部就能疏通经络脏腑之气,起到调整机体气血的作用。

　　一、针具

　　梅花针有两种:一种是在一个如莲蓬的针体上装嵌小针;另一种是将小针集束安装在针柄的一端,见图2。

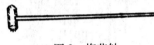

图2　梅花针

　　现依据小针数目的多少而给以不同的名称。如5枚的称梅花针,7枚的称七星针。现在习惯统称梅花针或皮肤针,虽然针数不等,但治疗效果和目的是一致的。民间制作方法简单,取缝衣针7枚或5枚,用线分别捆成一束,使针尖分别呈✛或※形,然后将针尖在玻璃板上轻轻压齐,再于竹筷一端钻一小孔,将针束嵌在小孔内,使针尖外露0.2厘米,再用线捆紧即成。农村制针具的方法,是用竹削尖,然后并拢进行针刺。

　　二、刺法

　　右手握针柄(筷子),食指压于柄上,用腕关节的灵活弹力行弹刺法(肘、臂不动),即针尖叩击皮肤后立即弹起。

　　1.重刺　叩打时用力较重,以微出血为度。背、臀部等肌肉较厚处,多用此法。重刺为泻法。

　　2.轻刺　用力较小,以不出血为度。眼周围、头部等肌肉较

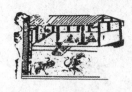

薄处,多用轻刺。此法为补法。

3. 条刺　梅花针弹刺前进的方向,多顺着肌肤纹理,由上往下,由内往外,按直线方向进行的手法。条刺还可以分为单条、复条、纵条、横条,见图 3~图 5。

(1)单条　按弹刺部位前进呈单线条。

(2)复条　重复向一个方向弹刺前进的线条。

(3)纵条　成纵条式地向一个方向弹刺前进。

(4)横条　横行进行弹刺。

4. 环刺　按环形方向进行弹刺的,叫环刺。常用于关节周围。

5. 正刺　顺经络血脉流注方向进行弹刺,为补法。

6. 反刺　逆经络血脉流注方向进行弹刺,为泻法。

7. 旋刺　顺身躯、肢臂进行旋转弹刺,为泻法。

8. 隔刺　循经顺肌进行间隔跳式弹刺,为补法。

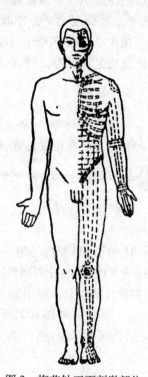

图 3　梅花针正面刺激部位

三、弹刺部位

用梅花针治病,一般针刺面积都较大,但也可按经络穴位治疗疾病。刺激部位可分为四类:

1. 通用刺激部位　背部脊柱两侧自胸椎起至骶部为止,各纵刺 1~2 行,第一行距脊椎棘突 1~2 厘米(即华佗夹脊穴),行

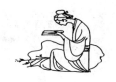

间横距 2~4 厘米,针刺距离 2~3 厘米,每行重复 2~3 次。无论什么病,一般均先取此法,也可将臀部、颌下部、颈部两侧作为通用刺激部位。

2. 循经取穴刺激部位　根据经络学说的理论和辨证施治的原则,按病证所属的脏腑经络各取其四关(肘、膝)以下的穴位进行弹刺,也可以循经络血脉进行正刺或反刺。身躯部位、头部穴位可循经进行隔刺。

3. 专病刺激部位　病在哪里就在哪里弹刺,即阿是穴。如胸部疾患顺肋间横刺 1~2 次,乳部疾患绕乳部作环刺,腹部疾患在腹部由上向下纵刺或横刺数行。全身性疾患可在四肢纵刺 2~3 行。头部疾患或神经性疾患,由前头到后头纵刺数行。

4. 重点刺激部位　不少疾病,常常在脊柱及其两侧或一定经穴处出现异常的病理反应。

(1)推诊:在背、腰骶部或有关穴位,用拇指指腹压在皮肤上用均匀的力量向上推动,可在某些部位发现硬结或条索状物或棘突发生凹凸偏倾等变化。如有肝部疾患的患者,可在中端、肝俞穴附近摸到结节或条索状物。

(2)压诊:当压按经穴时患者有酸、痛、麻、木、胀等异常感觉;肺结核可在中府穴有压痛;偏头痛可在肩胛部有酸胀感。

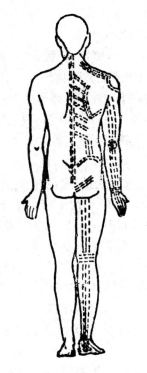

图 4　梅花针背面刺激部位

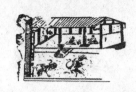
凡有病理反应部位,一般宜重刺。

5.一般刺激部位

(1)背部:平行于脊柱,沿足太阳膀胱经左右3~4行。肩部:沿斜方肌自内向上向外下叩2~3行。肩胛部:沿肩胛骨自内上向下外叩3~4行。腰部:平行脊柱,每行相距1厘米,叩3~4行。骶、臀部:沿臀部自骶部由内向下外呈弧形叩2~3行。

(2)胸部:胸骨部,沿胸骨边缘自上而下叩2行。胸肋部,沿肋间隙自外向内叩。

(3)腹部:上腹部,自肋弓至脐上,纵横交叉叩刺5~7行,或沿肋弓自内上向外下呈弧形叩3~5行。下腹部,自脐下至耻骨,腹股沟以上纵横交错叩5行。腹股沟区,沿腹股沟叩1~2行。

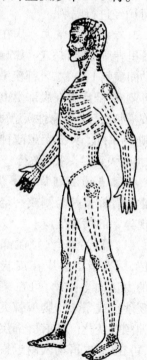

(4)头部:头顶、额区,自眉毛上缘至头顶,平行于前发际,自左而右或自右而左叩4~8行。枕区,自枕骨至后发际,平行于后正中线叩3~7行。颞区,自耳向颞部呈扇面状放散性自外向内叩3~5行。

图5 梅花针侧面刺激部位

(5)面部:眼区,平行上下眼睑自内而外横叩1~4行或环绕眼睑环形叩1~2圈。口区,环绕口唇叩1~2圈。下颌区,沿下颌骨自左而右,呈弧形叩1~2行。颧区,沿颧弓自内而外叩3行。

(6)颈部:颈前区,平行前正中线1~3行。颈侧区,平行胸

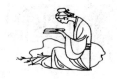

锁乳突肌叩 1~3 行。颈后区,除沿正中线纵叩 1~2 行外,还沿斜方肌自内上向外下叩 3 行。

(7)四肢:沿十二经脉循行,每经叩 1~2 行,肘、髋、内外踝处呈环形叩。

四、禁忌证

皮肤急性传染病、皮肤急性外伤、皮肤溃疡、急腹症等应禁用。

五、适用范围

一般适应针刺的疾病都可应用。其中尤以神经衰弱等功能障碍性疾病及局部皮肤病(如神经性皮炎等)为宜。

可以用来代替三棱针作散刺出血,常于较广泛面积的浅刺放血时应用,如丹毒、急慢性软组织劳损等。

梅花针还着重于在临床上放气之用,在一般身躯部、头部不易多放血时,此针可配合拔罐放血、放气,临床上轻叩肤红为放气,重叩肤出血为放血。

对体弱年老,小儿或精神紧张,特别胆小怕痛的患者,可代替毫针使用。

六、注意事项

使用前针具必须严格消毒,叩刺部位用酒精棉球消毒。检查针具,注意针刺有否钩毛或针面是否平整。叩刺时应掌握先轻、后重、再轻的叩刺规律。叩刺时,必须注意避免针尖叩刺皮肤后进行不适当的拖、拉、擦等动作。

第三节　拔罐疗法

拔罐是民间的一种简易疗法,历史悠久,因古人是用兽角制成的杯罐作拔罐工具,所以,古人称为角法。其原理是在罐内点火燃烧,排出空气,急扣在施治的部位上,利用负压拔吸而达到治疗目的。此法可单独使用,亦可和针灸法、三棱针、梅花针法并用,根据中医辨证施治的原则灵活运用,相辅相成地治疗各种疾病。由于拔罐疗法具有使用简便、价格低廉、疗效显著等特点,深受广大群众的欢迎。

1. 玻璃罐　2. 竹罐　3. 瓷罐

图6　火罐种类

一、罐具

民间称火罐,是对各种罐具的总称,它包括竹罐、陶罐、铜罐、铁罐、玻璃罐。若火罐一时找不到,还可用开口大点的玻璃瓶或口杯等代替使用。现在新出现一种穴位吸引器,其作用与民间的拔罐相似。这种穴位吸引器是在玻璃罐上装配一个胶囊排气球,通过排气球的挤压,将玻璃罐内的气体抽出,产生吸力达到拔罐的作用,比

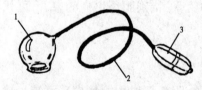

1. 玻璃罩　2. 胶管　3. 排气球

图7　穴位吸引器

民间的拔罐拔吸力要强数倍,还可连续拔吸。见图6、图7。

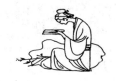

二、罐 法

1. **闪火法** 即用镊子夹住燃烧的酒精棉球或纸片伸入罐内旋转燃烧片刻,迅速抽出(切勿使火焰在罐口边停留过久而灼热,以免烫伤皮肤),将罐扣在应拔的部位上。

2. **投火法** 用纸片或酒精棉球点燃后投入罐内,迅速将罐扣在应拔的部位上。此法一般适用于将火罐横着拔,否则纸片或棉球落下,常烫伤皮肤。

3. **架火法** 取一不易燃,不传热,直径2~3厘米之小物体(如胶木瓶盖、木片、汽水瓶盖、硬币等)置于应拔部位的中心,其上再放一酒精棉球,燃着后速将火罐扣上。此法较安全,吸着力强,但起罐时患者常感到疼痛,操作时要多注意。

4. **滴酒法** 用体积分数为95%的酒精1~2滴,滴入罐内,把罐口向上转几圈,用火点燃扣在穴位上。酒精不可多滴,避免烫伤皮肤(另可将配制的药、酒精滴入罐内,有治疗作用)。

5. **贴棉法** 将蘸有酒精的棉球撕成片状,贴在罐的侧壁上,点燃棉球,即可拔患部。

6. **水煮法** 将相宜的中草药加水煮沸,投入已制好的竹罐(口径1.5~4厘米,口边磨光)同煮,5分钟后取出应用。边拔边捞,甩净水珠,罐口在毛巾上撤压后乘热迅速扣于选定拔罐部位附近的皮肤上,随即将罐推至拔罐部位,可防止烫伤。所用药物可因病而异,常用药为舒筋活络,祛风除湿的药物。多用于治疗腰腿痛、各种风湿痹痛,支气管炎、哮喘等。本法刺激温和,拔的罐数一次可多至十余个(罐间距离3~7厘米)。

7. **走罐法** 先在需要拔罐的部位和罐口边涂一层薄凡士林或其他油类,待火罐吸住后,用手扶住罐体,用力在患部上下或左右慢慢来回推移6~8次,局部皮肤出现潮红或瘀血即可。适

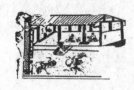

用于腰背、四肢肌肉丰满处之跌打瘀血、风湿痹痛。

8.水罐法　在火罐内装入 1/3~1/2 温水,闪火后迅速将水罐扣在皮肤上。用于外感风寒,高烧无汗的患者。

9.排罐法　一般常用于在一个较大的面积上(如腰、背、腹、肩部)同时排列吸拔较多的罐,适应于较大范围的软组织病变等。

10.刺络拔罐法　先消毒皮肤,然后用三棱针或平口小刀在患部浅刺几下,或用梅花针叩打,再拔火罐。

11.针罐法　先在穴位上施针,得气后留针,再以针刺点为中心,拔药罐。常用以治疗风湿痹痛,效果比单用火罐为佳。

12.穴位吸引器拔罐法　将穴位吸引器中的玻璃罐放置在选定部位上,然后将罐中气体排出,此罐可当走罐使用,也可持续拔罐,还可以配合其他手法治疗各种疾病。

三、拔罐部位

常用拔罐部位,多在人体前额部、胸腹部、背腰部、臀部或上肢、下肢肌肉较多的地方。另外,也常在阿是穴上可以拔罐处拔罐。

四、禁忌证

凡年老体衰,消瘦及肌肤失去弹力,高热昏迷抽搐,严重水肿,恶性肿瘤,瘰疬,出血性疾病,皮肤损伤,以及孕妇的下腹部等,均不宜施行拔罐。

五、适应范围

拔罐具有与灸法类似的作用,多适用于寒证,但也常用于泻热,可以治疗风湿痹痛,胸、腰、腹痛证,咳嗽、哮喘等症。

配合针刺还可以治疗各种内、外、妇、儿各科疾病,用火罐拔

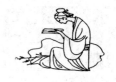

吸扭伤瘀血更易显效。

单用拔罐多适用于通络放气。

六、注意事项

1. 选好拔罐部位,以肌肉丰满、皮下组织松弛及毛发少的部位为宜。

2. 患者取舒适体位,拔罐过程中注意保温,防止着凉。

3. 点火过程中发现罐口过热或有酒精流于罐口,应加处理后再拔,以防止烫伤。

4. 拔罐中患者出现头昏想吐、面色苍白、四肢发冷等现象时,应取下火罐,让患者卧床休息,与晕针作同样处理。

5. 取罐时,先用指头在罐旁按压,使空气进入,即能取下,不应硬拉。

6. 拔罐后皮肤如起水疱,小水疱不需处理,经几天后能自然消失。如水疱较大,可用消毒针、三棱针刺破,挤去水疱内液体,涂敷甲紫即可。

7. 拔罐时,患者不可移动体位,以免火罐脱落。

第四节　双针一罐刺血疗法

双针即三棱针、梅花针。一罐即火罐。双针一罐刺血疗法,是以民间单纯的刺血疗法为基础而发展起来的一种综合性的刺血疗法。经过临床证明,这种双针一罐综合治疗疾病的方法,比单用三棱针、梅花针或火罐拔吸要有效得多(图8、图9)。

用具演进:兽角→陶罐→竹罐、铜罐、铁罐→玻璃罐→穴位吸引器

方法演进:燃火排气→煮水排气→闪火排气→抽气球排气

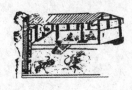
一、辨证刺血

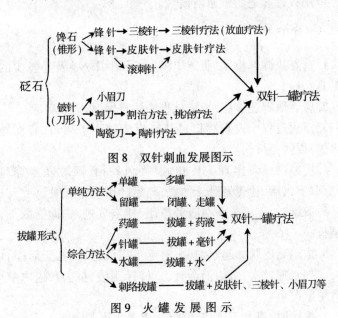

图8　双针刺血发展图示

图9　火罐发展图示

（一）先针后罐

首先用三棱针或梅花针对一定穴位、部位进行针刺,然后用火罐拔吸出血。一般火罐拔吸 10~15 分钟。这是一种常见的针罐配合手法,全身肌肉丰满的部位均可使用。

（二）先罐后针

此法常用于胸、腹部,即先用火罐对一定穴位、部位进行拔吸(一般拔吸 10~20 分钟),以肤红为度。然后用三棱针轻微点刺或梅花针弹刺。并两指拿提针刺部位 10 次,出微血可止。此法多以泻气为主。

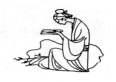

（三）针罐行针

先用三棱针对某一部位进行针刺出血，火罐拔吸针刺部位 2 次，然后用梅花针在针刺部位作循经叩刺或旋刺，此法多用于重病患者或急救。

（四）行罐针罐

此法常用于四肢肌肉丰满处或腰部。在选定穴位、部位进行循经上下行罐（走罐），一般行罐 5 次，肤红为度，并在某一穴位、部位进行三棱针或梅花针刺，然后再用火罐拔吸 2~3 分钟出血。此法多用于泻热为主。

（五）浅针留罐

先用两手拿提应该针刺的穴位、部位，然后以梅花针或三棱针配合作轻微的弹刺、点刺，以患者不感到疼痛为度。再用火罐，留罐 15~20 分钟。此法多用于恐惧针刺的患者。

（六）深针走罐

此法常用于治疗外伤瘀血、红肿不退等（新伤一般要隔日治疗）。首先用三棱针采取重手法针刺，出血片刻后，用酒精棉球压住针刺部，然后在放血部位的四周进行逆患部方向的走罐。以行气活血为主。

二、刺血术补泻法

（一）远泻近补

如果疾病在肩、胸、腰，常采用远泻近补的方法。即在四肢末端用三棱针放血，在疼痛区或四周穴位处用梅花针弹刺，然后用火罐拔吸，达到肤红或微出血为度。在远处泻恶血，近处祛邪散寒除风。

（二）近泻远补

在出现外伤红肿瘀血、蛇毒所致肿胀时，可采用近泻远补的

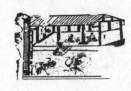

方法。即在疼痛区用三棱针或梅花针以重手法针刺放血。也可配合火罐拔吸,在没有火罐的情况下,用手挤拿提患部,使恶血除尽。在循经于此患部的远端,用火罐拔吸,最好用走罐方法。即远处泻气通络活血以补为主,近处泻恶血以祛毒邪为主。

（三）右泻左补

一般病在左边,如果人体虚弱多病者,可采用右泻左补的方法。在右边循经穴位用三棱针加火罐治疗,在左边用梅花针弹刺循经穴位和一定部位,达到右泻恶血内调脏腑功能,左补以调阴阳平衡,疏通脏气。

（四）左泻右补

左泻右补同右泻左补是相反的运用法。根据民间对人体分男左女右的说法,在某些少见的一人患多种疾病的时候,可在左边用泻法针刺或肢端放血,右边补而进行火罐拔吸。

（五）前补后泻

如果病在前面胸、腹部位,如胃脘痛、腹胀腹痛,可使用前补后泻的治疗方法。在前面部位先用走罐拔吸 3~5 次后,梅花针弹刺,然后在弹刺部位留罐拔吸 2~5 分钟。在后面背、腰,用三棱针进行循经点刺出血,达到平调气血,使阴阳调和,气血流通。

（六）上补下泻

民间流行头痛医脚这一说法,正是由上补下泻这种治疗方法发展而来。即头部患病,可采用上补下泻的方法。在头部用梅花针轻叩一定部位、穴位,在脚下或手上用三棱针放血,达到降逆泻热血,平调气血的目的。

（七）内补外泻

内补外泻方法一般不常用,但此法的效果比较好,多用来治疗脏腑的疾病。内补是用火罐拔吸一定部位、穴位时,患者可进行深呼吸数十次,呼出气要快,要吐完气;吸气要慢,要达到最大

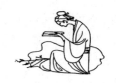

限度,然后平静片刻而吐气。外泻是用三棱针、梅花针在人体部位、穴位进行放血,达到内补脏腑正气,外泻寒热风邪之目的。

(八)痛处补泻

针灸在治病时,常采用阿是穴治疗疾病。痛处补泻也正是继承了这一传统方法。在患者疼痛区域进行补泻治疗。疼痛轻微者,可采用罐—针—罐疗法,先用行罐3~5次,三棱针点刺,然后留罐10分钟,此为泻法。疼痛严重者,可用梅花针在疼痛区域逐步弹刺进入痛区,此为补法,可缓解疼痛。

三、注意事项

在治疗中,必须按中医的辨证论治进行诊断。一旦病情明确,可灵活运用双针一罐疗法。

采用双针一罐疗法,一般患者是1天1次或隔天1次治疗,1周为1个疗程,重病患者可1天2次,3天为1个疗程,停2天继续治疗。

双针一罐疗法的禁忌证,在三棱针、梅花针、拔罐的禁忌证范围内。

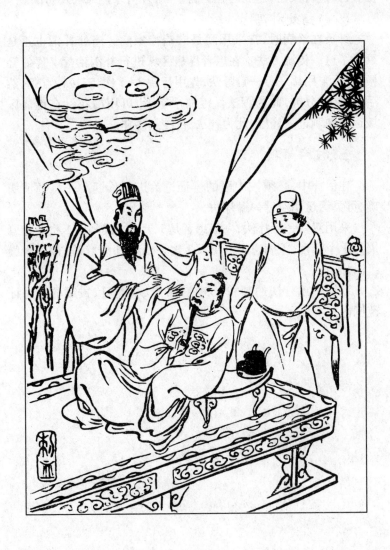

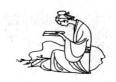

第二章 辨血论

第一节 辨 血

血,除了它自身的生理变化规律外,还与各脏腑和气质有着密切的联系,这些相互依赖、相互促进的联系是辨血的重要环节。

认识气血与经络的关系,也就能进一步掌握辨血、辨气的要领。

一、血的来源

血为红色液体,循环于脉管之中,是由水谷精微转化而成。水谷精微通过营气和肺的作用,而转化为血。血还可以由肾精转化而来,它的转化,肝起着主要作用。血液的化生与其他每个脏腑都有着直接或间接的关系。

二、血的生理作用

血的生理作用主要是营养身体,在内营养五脏六腑,在外营养皮肉筋骨。此外,血气旺盛,人的神志思维才会保持在正常状态。

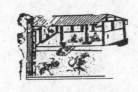
脉是营血运行的通道,细柔而长,大小不等,满布全身,以容纳营血,运送营养为其主要生理功能。血和脉不可分割,是一个有机的整体,既可以互相促进,也可以相互影响。

三、血与脏腑

血与脏腑相互为用,彼此联成一个有机的整体。血与五脏的关系尤为密切,不可分割,互相依赖。

心主血脉,是说血的循行靠心气鼓动。心血旺盛,血行自如。心气不足,就会出现虚、细、软、弱的脉象反应。

肝有调节血液流量的作用。人体静止的时候,部分血流入肝中储藏;活动的时候,肝中所藏之血又注入脉中,保证活动的需要。肝疏气畅,血行自然正常。

脾脏有统血功能。脾统失司,血液就可能离脉外越,导致出血证候的产生。脾又主运化,脾的功能健旺,就可以将充足的水谷精微化为营血而入脉。

肺主一身之气,能吐故纳新。气为血帅,推动血行,肺气旺盛的时候,呼吸才会均匀;肺气不足的时候,血行也会受到很大影响。

肾主藏精,为先天根本,但是也要靠后天脾胃所纳精微来资生,精和血是可以互相转化的,也可以由一方的虚少造成另一方的亏损。

血与六腑同样有着重要的关系,总的来说,它们是互相依赖的。

四、血与气

血与气是相互依存的。气以行血,血以养气。气为阳,是动力;血为阴,是物质基础。血在经脉中之所以能不停地运行周流

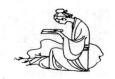

于全身,是依赖于气作为它的动力。气行血亦行,气滞血亦滞,所以说气为血帅。而气则是依赖营血才能产生,古人有血为气母之说。气血流注于各脏腑,而各脏腑功能之正常活动又化生和推动气血的运行。

人若有病,是气病可以影响血病,是血病也可以影响气病。如气滞可导致血瘀,血瘀亦可导致气滞而出现疼痛、肿胀等。

五、气血与经络

气血与经络有着不可分割的联系。经络纵横,联系全身,可以运行气血,通过经络的作用,使全身上下内外都得到濡养。经络的病变分为虚实两类。气血失畅,发为实证;气血不足,发为虚证。经络的血量流注多少,与该经络所主的脏腑有关。

手太阴肺经多气少血;手阳明大肠经气血俱多;足阳明胃经多血多气;足太阴脾经少血多气;手少阴心经多气少血;手太阳小肠经多血少气;足太阳膀胱经多血少气;足少阴肾经多气少血;手厥阴心包络经多血少气;手少阳三焦经多气少血;足少阳胆经多气少血;足厥阴肝经多血少气。

临床治疗中正确地掌握十二经络的血流与气流多少,可以灵活施治。该经血多应以泻血为主,该经气多应以放气为主。

外邪入侵首先伤于络,传导入经脉再达于脏腑。脏腑生疾,外表于络。可以看出,经络与脏腑的联系是十分密切的。所以,内疾而影响血行、血色变,外受邪入络脉而扰乱血行,迫使血色变。刺络出血,观其色,而知脏腑疾病。脏腑疾病,而血色必变。

在经络上刺血,能调理脏腑阴阳,增强血脉功能。泻血时,可以起到泻实补虚的作用。放气时,可以起到益阴调阳的功效。气血两泻时,可以通化脏腑瘀血、气滞,消除经络血结气结。

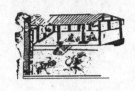

第二节　辨　血　色

　　血的颜色,是根据人的不同疾病变化而改变的。寒、热、风湿、瘀血各有不同血色反应。

　　血的循行,与脏腑的气机和阴阳平衡有密切联系,虚、实、寒热各有循行规律。

　　辨血色,是辨别针刺放出的血色——红、黄、黑、紫,从而分辨出人体内脏的热厥、瘀血、风湿、寒邪等证。

一、血呈深红色

　　　　内热扰动显头晕,外热入内伤营阴。

　　　　四肢发热心烦闷,多泻余热阴津存。

　　　　刺血深红当细审,调理阴阳可回春。

　　针刺部位出血后,血的色泽为深红色时,从中可以判断,疾病多属于热证。若外热犯内消耗阴血,可迫使气血妄行,使人神志不清、衄血。若内热由脏腑产生,就会扰乱气血循行、热入血脉,窜入相互脏腑,四肢经络,使人身热,烦躁不安。比如中暑,多因外热侵扰内阴不固,阳气乱窜,内热亦生,气血受外热与内热所犯,迫使血行过旺,变为深红色。

二、血呈黑红色

　　　　外伤血瘀留斑痕,内伤经络痛呻吟。

　　　　气机受阻血失运,法当理气是窍门。

　　　　刺血黑红证所应,泻毒排瘀传佳音。

　　凡在体表刺出血后,血的色泽为黑红色。可分为外伤、内伤

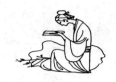

进行辨证。①外伤：一般是在阿是部。明显的外伤，可见红肿或青紫斑痕。红肿处多由于气血结聚所致，青紫斑痕是由于局部络脉血溢所致。施治中应掌握活血排瘀，理气消肿之法。②内伤：多伤在脏腑内，呼吸、咳嗽活动时，患部常隐痛，外表皮肤无红肿、青紫斑痕。有的在阿是部重压时有痛感。四肢深部内伤，多因瘀血阻滞经络，头、身躯部内伤，多因恶血聚集脏腑，一般是在属该脏腑部位疼痛。若在该经刺出黑红色血的，是该经之病或该脏腑之病。在四肢还可看到皮下隆起，在腹、胸等处可用手触摸到硬块或气结，甚至有滑动现象。特别是在脊柱两侧检查更为明显，用手触摸皮肤可通过有无条索状物、结节状物、泡状软滑物，以辨别脏腑疾病。因"诸病于内，必形于外。"另外，肌肉酸、痛、麻木，也可分经络、部位诊断出伤于何处。施治中应当理气调血。

三、血呈淡红黄色

> 风寒湿热由外犯，两膝关节刺骨寒。
>
> 气候突变腿更软，患者最怕阴雨天。
>
> 外治刺血除病患，血色淡黄在脚弯。

一般在肘部、膝部关节处针刺出血。血的色泽是淡黄色，多为风湿痹证。辨别风湿痹证的严重与否，可根据针刺出血的色泽进行分辨。血微红黄呈水液状，是轻度风湿痹证在四肢关节部；血呈浅黄紫色，是风湿窜入经络；血呈淡红黄色，是风湿内窜脏腑，外扰四肢经络。凡风湿痹证受寒邪入侵者，局部皮肤会出现一定湿度，并有严重风湿痹证现象。此证宜结合拔罐，以散寒除湿为主。

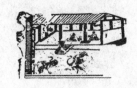

中国民间刺血术

四、血呈青紫色

> 寒邪入里血中窜,损阳伤肺每多痰。
> 阴阳失调寒湿犯,湿寒相挟是病源。
> 老年体弱常多见,血色青紫为伤寒。

在背部、腹部、十指等部位针刺出血,色泽为青紫色者,多因寒邪入里,窜入机体,伤于脏腑,使脏腑阴阳失调,寒湿之气侵入气血之中,改变了血的色泽。比如寒邪入肺,使肺气不固,造成阴虚体弱,出现咳嗽。寒气入血脉,故体内阴虚阳弱而成青紫色。施治应采取刺络拔罐,宣开腠理,补阴扶阳,以放气为主。另外,脾胃虚寒的患者,胃部多出现发凉感,四肢不得暖;也可出现患者皮肤浅红色状,这是寒热相挟所致。治疗可同时泻血放气。

第三节　辨刺血时血的动态

临床上,无论是三棱针还是梅花针进行点刺出血,出血的清淡、凝结、急促、缓慢均与人体内的虚实、寒热有关。

正确地辨别所刺出血的清淡、凝结、急促、缓慢,能洞察人体脏腑疾病,有利于辨证施治。

一、出血清淡难凝

> 针刺出血清淡者,常见头晕血欠缺。
> 头发枯燥精气泄,阴阳不和易受邪。
> 施治重补慎用泻,出血难凝作鉴别。

当针刺出血时,血液清淡而稀疏不易沉凝,是血虚的表现,即清者为营虚。因卫气盛而营血弱,多出现贫血,头眩等。由于

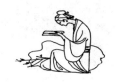

体内血虚,运行不达四肢,肌肤干燥。阴虚血亏,毛发枯燥不润泽,乃阴血不能濡养毛发所致。凡刺出血为清淡者,临床上多以放气为主,在对症刺血时,血不止应禁刺。

二、出血沉凝易结

　　　　阴阳失调气虚损,营血滞涩伤根本。
　　　　常见肺脾胃虚证,瘀血内生病深沉。
　　　　针刺出血易沉凝,益气活络可安身。

　　针刺出血后,血液容易沉淀并凝结,多因气虚所致,而多实证。营血盛而卫气弱,常出现肺虚、脾虚、胃痛等证。由于卫气虚损、营气不达,故皮毛枯萎。也有肝肾亏损,阴血不足,毛发濡养失调,头发易白。在经络血脉之中,气血循行受阻,营血不得气所推动,气弱而营血容易凝结,可出现中风,偏瘫等证。凡此类情况,可以泻血为主,兼调气补虚。

三、出血缓慢

　　　　皮肤干裂发落状,脏腑衰弱气血伤。
　　　　络脉空虚血失畅,放气活血得益彰。
　　　　出血缓慢多联想,辨证论治调阴阳。

　　针刺肌肤后,出血缓慢,多需几次刺血,仍断断续续出血者。多因气亏血虚,瘀血阻于脏腑,脏腑气机衰弱,气血循环而不归经。临床上多见有患者皮肤干裂。阴虚血亏,燥胜则干,寒胜则裂,寒邪入络,使营血亏损,肤裂多发于手、足。还有肾虚而影响血虚。头发渐落,稀疏枯燥无泽,是气血不能营养毛发所致。在大病或产后营养不良者,也可出现。在对症施治中,应充分掌握补泻关系,以放气活血为主。

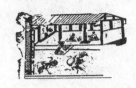

四、出血急促

气血两燔血泛滥，出血急促不一般。

久病虚损血失敛，若是出血血涓涓。

出血不止忌针砭，宜针禁针应知全。

针刺肌肤后，血出急促，多为热盛。因邪热过盛，临证多见为手足心热，身热等。热邪内扰脏腑，迫使气血受热外窜，故针刺后血流急促。施治中应以放气为主，兼刺血泻热。但凡有习惯性皮肤紫斑者，应禁针或慎针。

第四节　辨　其　他

除对针刺出血的血色、动态辨证外，还可以从针刺排出的脓汁、黏性白液、白色粉质物、透明性水液和水珠悬罐、罐中气暖等进行辨证。从这些特殊的针刺排出物质、液和拔罐的水、气，就可以分清该种针刺排出物、液和拔罐的水、气是属于何种病因、何种疾患，有利于辨证论治。

一、血夹脓汁

蛇虫咬伤毒内窜，毒犯之处肿发炎。

外表灌脓多溃烂，内伤脏腑病增添。

刺血排毒要果断，脓汁恶血应除完。

凡在针刺部位出现脓血，多因外伤后、恶毒犯内或长久内伤化脓所致。比如毒蛇、虫叮咬伤身体，恶毒窜入经络或留阻血脉，体内气血循行瘀阻而成疮肿，轻者多在四肢脉络，重者流注深层经脉之中，就会全身浮肿或偏瘫。所以，临床上大致可分为：外伤瘀肿形成脓血和内伤瘀血停滞而成血肿。内伤瘀血多

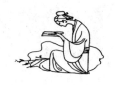

因湿毒相搏而成,好发于四肢内侧,患部四周肿胀,按之坚硬疼痛,蔓延范围可能甚广,在肘窝、膝窝、腹股沟、腋部常有核结,全身可有恶寒发热,周身骨痛等现象。施治中多以刺脓排毒为主,在深部脓血可采用放气活血化脓之法。

二、黏性白液

> 小儿疳积面萎黄,身体羸瘦食不香。
> 腹痛绕脐虚汗淌,全身发育皆不良。
> 针挑四缝手指上,消疳理脾第一方。

凡在四缝穴、背心、胸部、鱼际等处挑刺出白色的黏性液体,多因小儿疳积、脾胃虚损水谷运化失调,气血功能不畅,局部络脉供血不足所致。可出现脸、手无血色,皮肤㿠白。另外,还有小儿脱发或发稀疏萎黄,乃气血不能上荣于头所致。针刺四缝穴等处,可以起到调脾胃补虚损的功效。临床上除挑刺外,还要配合内服药进行治疗。

三、白色粉质物

> 手脚阳面生块瘩,经络受阻气血瘀。
> 囊内全是粉质体,若是长大及时医。
> 或用外科手术取,亦可针刺用指挤。

在四肢腕部,脚背上的肿结,触之不疼,用针刺肿结,可挤压出粉质似的白粒。此多因络脉长久瘀气、瘀血阻结,失去血脉正常循行,而在肌肤内转化成肿结。此类肿结可用手术切除。在民间往往用挑刺挤压除去肿结,消除后,就用一枚硬币贴于患处,然后用布包扎7天后取下,肿结自然消失。如果挤压消肿后不用硬币贴于患处,不几日肿结会重新长起来。

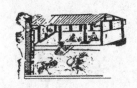

四、透明性水液

水邪泛滥全身肿,虚实病因不相同。

虚者脾肾失功用,实者蓄水溲不通。

局部针刺有作用,配合服药建奇功。

在患者部位针刺后,肌肤流出透明水液,此病多为浮肿(水肿)。可分为虚实两证:实证多因外邪侵袭,肺失宣降,膀胱气化失常所致;虚证多因脾肾阳虚,不能运化水湿所致。症状可见全身浮肿或局部浮肿。此症不应多泻,可配合药物治疗。

五、水珠悬罐

寒湿过重拔火罐,宣开腠理表湿寒。

水珠悬罐起滴点,寒湿入络病纠缠。

除寒泻湿多留罐,通络除邪则平安。

在针刺放血后,用火罐拔吸,或直接先用火罐拔吸,如果罐壁上有水珠悬挂,则这种现象多属于体内寒湿过重。因寒湿窜入机体,流入络脉之中。当针刺拔罐时,腠理宣开,寒邪湿气随之被吸入罐中,故水珠悬罐。另外,风湿过重,湿气外泄入罐,也会在罐壁上呈水汽状。凡以上现象,临床上多采用走罐法祛寒邪,留罐法泻风湿。

六、罐中气暖

罐中气暖临证辨,体内湿热引心烦。

手脚背润多常见,头痛发热病缠绵。

刺络除湿最灵验,取罐气暖往外掀。

针刺肌肤后,用火罐拔吸,取罐时手伸进罐内,若顿时感觉有一股热气的温暖,则此种情况,多是因体内湿热过重。湿热入

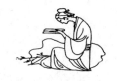

里,行之经络血脉,则多发于手心、脚心、背心皮肤湿润。因湿热过重常出现头痛、发热、身重而痛、腹满食少、腰酸背痛等。火罐拔吸后,宣通经络,除湿散热,能将体内湿热吸入罐内,当取罐时湿热可外掀。临床上泻湿热,多在手心、脚心、大椎、命门、委中、承山、脐中等处,用火罐拔吸。拔吸时间一般为 10~25 分钟。

第二章　辨血论

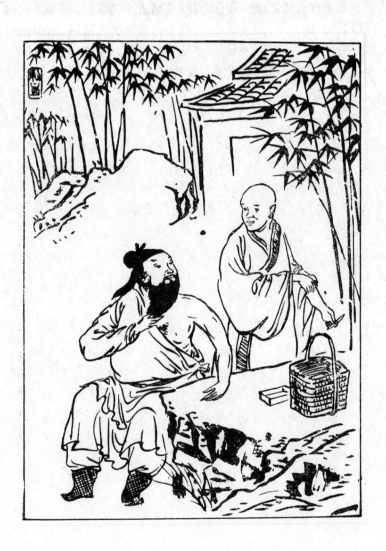

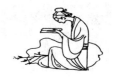

第三章　常用刺血经穴

经络是沟通脏腑和体表联系的通道。在经穴上刺血放气，是对人体脏腑内的阴阳气血进行平衡调整，起到补虚泻实之作用，达到医治疾病的目的。由于十四经的分布与脏腑的相互联系不同，所以在选配常用刺血经穴时，应充分掌握各经络的常用穴位和各经气血流注规律，以利辨证施治，对症刺血放气。

手太阴肺经常用刺血经穴有 9 个，分别是中府、云门、天府、侠白、尺泽、列缺、太渊、鱼际、少商。

手阳明大肠经常用刺血经穴有 8 个，分别是商阳、二间、三间、合谷、上廉、曲池、肩髃、迎香。

足阳明胃经常用刺血经穴有 20 个，分别是头维、下关、颊车、四百、地仓、气户、库房、乳根、天枢、水道、归来、气冲、髀关、犊鼻、足三里、上巨虚、解溪、陷谷、内庭、厉兑。

足太阴脾经常用刺血经穴有 10 个，分别是隐白、大都、公孙、商丘、三阴交、冲门、大横、腹哀、胸乡、大包。

手少阴心经常用刺血经穴有 4 个，分别是极泉、少海、神门、少冲。

手太阳小肠经常用刺血经穴有 13 个，分别是少泽、前谷、后溪、腕骨、阳谷、小海、肩贞、臑俞、天宗、秉风、曲垣、肩外俞、肩中俞。

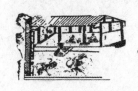

足太阳膀胱经常用刺血经穴有 20 个,分别是睛明、攒竹、曲差、承光、通天、络却、大杼、风门、肺俞、膈俞、肝俞、脾俞、胃俞、上髎、膏肓俞、谚语、委中、承山、昆仑、至阴。

足少阴肾经常用刺血经穴有 8 个,分别是涌泉、然谷、太溪、照海、复溜、四满、幽门、俞府。

手厥阴心包络经常用刺血经穴有 4 个,分别是天池、曲泽、大陵、中冲。

手少阳三焦经常用刺血经穴有 6 个,分别是关冲、腋门、肩髎、瘛脉、颅息、丝竹空。

足少阳胆经常用刺血经穴有 13 个,分别是瞳子髎、颔厌、悬厘、窍阴、头临泣、脑空、肩井、京门、环跳、阳陵泉、悬钟、丘墟、窍阴。

足厥阴肝经常用刺血经穴有 7 个,分别是:大敦、行间、太冲、中封、膝关、章门、期门。

任脉常用刺血经穴有 8 个,分别是中极、气海、阴交、神阙、中脘、上脘、华盖、承浆。

督脉常用刺血经穴有 9 个,分别是长强、命门、身柱、大椎、风府、百会、上星、人中、龈交。

第一节 手太阴肺经常用刺血经穴

此经起穴中府,终穴少商(见图 10)。

脉起中焦,下络大肠,还循胃口,上膈属肺。从肺系横出腋下,循臑内行少阴心主之前,下肘中,循臂内上骨下廉,入寸口,上鱼,循鱼际出大指端。其支者,从腕后列缺穴,直出次指内廉出其端,交手阳明经。

此经多气少血,寅时气血注此(3~5 时)。

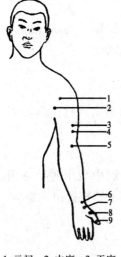

一、中府、云门

【主治】 伤寒四肢热不已,腹胀,四肢肿,喘气胸满,肩背痛,胁痛,咳逆上气,喉痹。

【治则】 宣肺泻热镇痛。

【治法】 用梅花针轻微点刺,然后用火罐拔吸 2 分钟,以皮肤微红为度。

二、天府、侠白

【主治】 风痹,中风邪四肢不能举,心痛短气,烦满,喘息。

【治则】 祛风活络。

【治法】 用梅花针轻微弹刺见血,后用灸条从天府至侠白处灸 3 分钟。

三、尺泽

【主治】 寒热风痹,手臂不举,汗出中风,四肢暴肿,心疼臂寒,短气心烦,劳热,腰背强痛,小儿慢惊风。

【治则】 散热祛寒。

【治法】 术者用手指从中府穴循经推至尺泽共 5 次,然后三棱针放微血。

四、列缺

【主治】 手腕扭伤,手腕无力,半身不遂,肩痹,四肢暴肿,牙痛,偏风口面歪斜,寒热证,胸背寒栗,掌中热。

1. 云门　2. 中府　3. 天府
4. 侠白　5. 尺泽　6. 列缺
7. 太渊　8. 鱼际　9. 少商

图 10　手太阴肺经常用刺血经穴

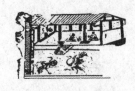

【治则】　通经络，散寒热。

【治法】　术者用手指从孔最穴循经轻揉至列缺，然后用梅花针轻叩列缺，后用两指拿列缺出微血或肤红为度。

五、太渊

【主治】　手腕扭伤，半身不遂，臂内廉痛，肩背寒痛，心痛，呕吐，咳嗽，烦闷不得眠，咯血呕血。

【治则】　清肺活络止痛。

【治法】　将梅花针浸入泡有白药的酒中数小时后备用，揉按此穴，肤红为度，用梅花针轻叩，然后用手指挤捏出微血。

六、鱼际

【主治】　虚热证，恶风寒，身热头痛，伤寒汗不出，目眩，腹痛，溺血呕血，心痛悲恐，小儿脾胃疾患。

【治则】　宣肺清热散寒。

【治法】　术者用手指从少商穴循经推至太渊5次，然后用细三棱针斜刺于肤，此穴不可深刺，微血出后，即用酒精棉球压住。

七、少商

【主治】　喉痹，脏热，霍乱，肢端麻木，昏厥，汗出而寒，腹满，手挛指痛，掌热，小儿惊风。

【治则】　泻脏热，调气血。

【治法】　用三棱针刺放血，然后用指掐此穴。

第二节　手阳明大肠经常用刺血经穴

此经起于商阳，止于迎香（见图11）。

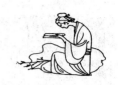

其脉起于大指次指之端,循指上廉出合谷两骨之间,上入两筋之中,循臂上廉,入肘外廉,上循臑外前廉,上肩,出髃骨之前廉,上出柱骨之会上,下入缺盆,络肺、下膈,属大肠;其支者,从缺盆上颈贯颊,入下齿中,还出挟口,交人中,左之右,右之左,上挟鼻孔,循禾髎,迎香而终,以交于足阳明经。

此经气血俱多,卯时气血注此(5~7时)。

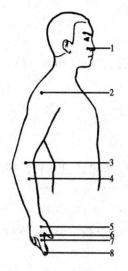

1. 迎香　2. 肩髃　3. 曲池
4. 上廉　5. 合谷　6. 三间
7. 二间　8. 商阳
图11　手阳明大肠经常用
　　　刺血经穴

一、商阳

【主治】　胸中气满,喘咳肢肿,热病汗不出,耳鸣耳聋,寒热疟疾,齿痛恶寒,肩背急相引缺盆中痛,目青盲,昏厥,口舌生疮。

【治则】　清热散寒。

【治法】　用三棱针刺出血,用指掐揉此穴1分钟。

二、二间

【主治】　喉痹,颔肿,肩背痛,振寒,鼻出血,多惊,齿痛,目黄,口干,积食不通,伤寒水结,发热。

【治则】　泻热镇痛。

【治法】　用三棱针刺出血。

三、三间

【主治】 牙痛,喉痹,胸腹满,肠鸣腹泻,寒证,伤寒气热。

【治则】 除热散寒。

【治法】 用梅花针刺出微血。

四、合谷

【主治】 发热恶寒,头痛项强,无汗,寒热证,热病,目视不明,耳聋,喉痹,血肿,偏风,瘫痪,牙痛。

【治则】 泻脏热,调阴阳。

【治法】 重者,用三棱针刺出血,然后点按 1 分钟。轻者,点揉半分钟,用梅花针刺血。

五、上廉

【主治】 小便黄赤,肠鸣,胸痛,偏风,半身不遂,骨髓冷,手足不仁,脑风头痛。

【治则】 清热止痛。

【治法】 用三棱针刺出血。

六、曲池

【主治】 手臂红肿,肘中痛,偏风,半身不遂,恶风邪气,喉痹,胸中烦满,臂肩疼痛,风痹,妇人经痛。

【治则】 舒经活络,祛风清热。

【治法】 用手指顺时针方向旋揉 50 次,用三棱针刺出血。

七、肩髃

【主治】 中风手足不遂,偏风,风瘫,风痿,风病,半身不遂,

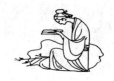

肩中热,头不可回顾,肩臂疼痛无力,挛急。

【治则】 泄热祛风。

【治法】 重者,用三棱针刺放血通气。轻者,用梅花针刺肤红为度,放气活血。

八、迎香

【主治】 偏风口歪,面痒浮肿,唇肿痛,眼暴赤肿。

【治则】 祛风消肿通窍。

【治法】 用细三棱针刺出血。

第三节　足阳明胃经常用刺血经穴

此经起于头维,终于厉兑(见图12)。

脉起于鼻交頞中,旁约太阳之脉,下循鼻外,上入齿中,还出挟口,环唇,下交承浆,却循颐后下廉,出大迎,循颊车,上耳前,过客主人,循发际,至额颅;其支别者,从大迎前下人迎,循喉咙,入缺盆,下膈,属胃,络脾。其直行者,从缺盆下乳内廉;挟脐,入气冲中;其支者,起胃下口,循腹里,下至气冲中合,以下髀关,抵伏兔,下入膝膑中,下循胫外廉,下足跗,入中指内间;其支者,下廉3寸而别,以下入中指外间;其支者,别跗上,入大趾间;出其端,以交太阴经。

此经多血多气,辰时气血注此(7~9时)。

一、头维

【主治】 头痛,目痛,偏风,视物不明。

【治则】 醒脑镇痛。

【治法】 用手指推揉头维穴1分钟,用梅花针刺,不出血,

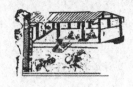
叩刺 5 次。

二、下关

【主治】 口眼歪斜，偏风，牙关脱臼，牙龈肿。

【治则】 镇痛消肿。

【治法】 患者张口闭口 10 次，同时用细三棱针放血。此穴不可深刺。

三、颊车

【主治】 中风牙关不开，口眼㖞斜，失音，牙关疼痛，颌颊肿，颈强。

【治则】 通经活络。

【治法】 细三棱针刺出血，然后指弹此穴 10 次。

四、四白

【主治】 头痛目眩，目赤痛，僻泪不明，目痒，目翳，口眼㖞斜。

【治则】 清热散风。

【治法】 用细三棱针点刺放血。

五、地仓

【主治】 偏风口㖞，目不得闭，脚肿，失音不语，饮水不收，牙痛，瞳子痒，昏夜无见。

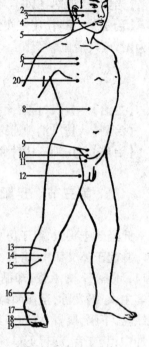

1. 头维　2. 四白　3. 下关
4. 颊车　5. 地仓　6. 气户
7. 库房　8. 天枢　9. 水道
10. 归来　11. 气冲　12. 髀关
13. 犊鼻　14. 足三里　15. 上巨虚
16. 解溪　17. 陷谷　18. 内庭
19. 厉兑　20. 乳根

图 12　足阳明胃经常用
刺血经穴

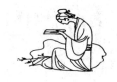

【治则】 祛风止痛。

【治法】 用三棱针点刺出血。病左治右,病右治左。

六、气户、库房

【主治】 咳逆上气,胸背痛,胸胁支满,喘息唾脓血浊沫。

【治则】 宣肺,降火,平喘。

【治法】 用梅花针刺出微血,后用火罐拔吸1分钟。

七、乳根

【主治】 胸下满闷,胸痛嗳气,噎病,臂痛,乳痛,乳痈,咳逆,霍乱转筋四肢厥冷。

【治则】 散寒,宣肺,镇痛。

【治法】 用三棱针刺出血。

八、天枢

【主治】 泄泻,胀满,赤白痢,水泻不止,水肿腹胀肠鸣,久积冷气,腹痛,烦满呕吐,霍乱,血结成块,女子漏下赤白,月事不时。

【治则】 健胃顺气。

【治法】 用火罐拔1分钟至肤微红,然后用梅花针弹刺,火罐再拔吸出微血为度。

九、水道、归来

【主治】 腰骶强急,膀胱有寒,三焦结热,妇人小腹胀满,痛经,血瘀积冷,大小便不通,小便疼痛。

【治则】 祛寒热,镇痛。

【治法】 用火罐拔1分钟至肤微红,然后用梅花针弹刺,再

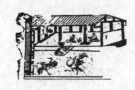

火罐拔吸出微血为度。严重者,三棱针刺两穴分别为品字形出血。

十、气冲

【主治】 腹满,大肠中热,腹痛,阴痿茎痛,伤寒胃中热,妇人无子,月水不利。

【治则】 泻热消气。

【治法】 用三棱针刺出血,然后掌揉20次。

十一、髀关

【主治】 腰痛,足麻木,膝寒不仁,痿痹,股内筋急不屈伸,小腹引痛。

【治则】 散寒除湿。

【治法】 用梅花针刺放血。严重者,梅花针刺后火罐拔出血,然后掌揉20次。

十二、犊鼻

【主治】 膝中痛不仁,难屈膝,脚气。

【治则】 镇痛活络。

【治法】 先在此穴洗熨2分钟,然后用细三棱针刺出血。

十三、足三里

【主治】 胃中寒,心腹胀满,肠鸣,脏气虚损,真气不足,腹痛,大便不通,膝酸痛,目不明,产妇血晕。

【治则】 调阴阳,补气血,健脾胃。

【治法】 用三棱针刺出血,后点揉50次。

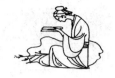

十四、上巨虚

【主治】 脏气不足,偏风脚气,腰腿手足不仁,风水膝肿,骨髓冷疼,大肠冷,食不化,两胁痛,伤寒胃中热。

【治则】 通胃气,散寒邪。

【治法】 用三棱针刺出血。

十五、解溪

【主治】 颜面浮肿,颜黑,厥气上冲,腹胀,膝浮肿,转筋,目眩头痛,癫疾,心烦悲泣,霍乱,头风面赤。

【治则】 祛风镇痛。

【治法】 用三棱针刺出血少量。

十六、陷谷

【主治】 面目浮肿,肠鸣腹痛,大热不退,胸胁支满。

【治则】 清胃热,止腹痛。

【治法】 用指掐揉此穴 20 次,然后用三棱针刺出血。

十七、内庭

【主治】 四肢厥逆,胸腹胀满,咽中引漏,头前额痛,鼻衄不止。

【治则】 镇痛消胀和胃。

【治法】 用三棱针刺出血。

十八、厉兑

【主治】 尸厥,心腹胀满,水肿,热病汗不出,喉痹,颈肿,膝髌肿痛。

【治则】 泻热消肿。

【治法】 用指从解溪穴下推至此穴 10 次,再用三棱针刺出血。

第四节 足太阴脾经常用刺血经穴

此经起于隐白,终于大包(见图13)。

脉起大趾之端,循趾内侧白肉际,过核骨后,上内踝前廉,上踹内,循胫骨后,交出厥阴之前,上循膝股内前廉,入腹,属脾,络胃,上膈,挟咽,连舌本,散舌下。其支别者,复从胃,别上膈,注心中。

此经少血多气,已时气血注此(9~11时)。

一、隐白

【主治】 腹胀,足趾麻木,黄疸,暴泄,足寒不温,妇人月事过时不止,小儿慢惊风。

【治则】 祛湿热,散寒邪。

【治法】 用三棱针刺出血。

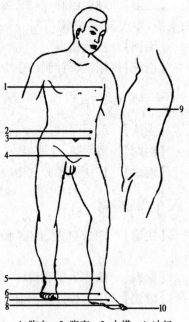

1.胸乡 2.腹哀 3.大横 4.冲门
5.三阴交 6.商丘 7.大都 8.公孙
9.大包 10.隐白
图13 足太阴脾经常用刺血经穴

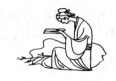

二、大都

【主治】 热病汗不出,身重骨疼,伤寒手足逆冷,腹满善呕,烦热闷乱,目眩,腰痛,胃病,腹胀胸满。

【治则】 泻热止痛。

【治法】 用三棱针刺出血。

三、公孙

【主治】 头面肿起,烦心狂言,厥气上逆,肠中切痛。

【治则】 消肿利气。

【治法】 用三棱针刺出血。

四、商丘

【主治】 腹胀,肠中鸣,脾虚,骨痹,气逆,痔疾,寒热吐呕,阴股内痛,妇人绝子,小儿慢惊风。

【治则】 补虚清热。

【治法】 用三棱针刺出血。

五、三阴交

【主治】 脾胃虚弱,心腹胀满,胁痛身重,膝内廉痛,阴茎痛,疝气,遗溺,梦遗失精,小腹痛。

【治则】 健脾,行气,利湿。

【治法】 用三棱针刺出血。

六、冲门

【主治】 腹中寒气胀满,积聚疼痛,阴疝,下肢酸痛。

【治则】 祛寒止痛。

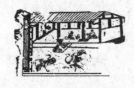

【治法】 用火罐拔吸1分钟,然后梅花针刺再拔吸出血。

七、大横、腹哀

【主治】 大便脓血,宿食不化,腹痛腹泻,肠鸣。
【治则】 补脾益气。
【治法】 用火罐拔吸两穴2分钟,然后梅花针刺两穴,针刺为直条形,再用走罐法沿大横穴走吸至腹哀穴出血为度。术后掌揉20次,拿提腹肌30次。

八、胸乡

【主治】 胸胁支满,胸背痛,气满不舒。
【治则】 宣肺顺气。
【治法】 用梅花针刺5次,用手拿提5次以放气。或火罐拔吸。

九、大包

【主治】 胸胁中痛,喘气,身痛,虚劳。
【治则】 调和阴阳。
【治法】 用火罐拔吸1分钟,然后梅花针刺,火罐拔吸出血。

第五节 手少阴心经常用刺血经穴

经穴起于极泉,终于少冲(见图14)。
脉起心中,出属心系,下膈,络小肠;其支者,从心系,上挟咽,系目;其直者,复从心系却上肺,出腋下,下循臑内后廉,行太阴心主之后,下肘内廉,循臂内后廉,抵掌后锐骨之端,入掌内后廉,循小指之内,出其端。

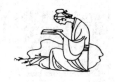

此经多气少血,午时气血注此(11~13 时)。

一、极泉

【主治】 臂肘厥寒,四肢不收,心痛干呕,烦渴,目黄,胁满痛,悲愁不乐。

【治则】 醒神镇痛。

【治法】 用指弹拨此穴 20次,然后拿提此穴用三棱针点刺放血,不可深刺。

二、少海

【主治】 寒热龋齿痛,目眩发狂,呕吐,项强,胁下痛,头痛,心疼,手颤,健忘。

【治则】 散热止痛。

【治法】 用梅花针刺,火罐拔吸 1 分钟,以肤红为度,以放气为主。

三、神门

【主治】 心烦,心痛,惊悸,少气臂寒,目黄,胁痛,呕血衄血,健忘。

【治则】 宁心安神。

【治法】 用三棱针刺出血。

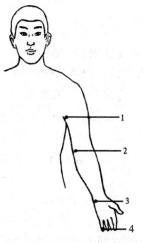

1. 极泉 2. 少海 3. 神门
4. 少冲

图 14　手少阴心经常用刺血经穴

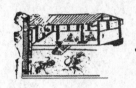
四、少冲

【主治】 热病烦满,目黄,臑臂内后廉痛,胸心痛,痰气惊恐,寒热,肘痛不伸。

【治则】 泻热顺气。

【治法】 用指从神门推至少冲5次,然后用三棱针点刺放血。

第六节 手太阳小肠经常用刺血经穴

此经起于少泽,终于听宫(见图15)。

脉起小指之端,循手外侧上腕,出踝中直上,循臂骨下廉,出肘内侧两筋之间,上循臑外后廉,出肩解,绕肩胛,交肩上,入缺盆,络心,循咽下膈,抵胃,属小肠;其支者,从缺盆贯颈,上颊,至目锐眦,却入耳中;其支别者,

别循颊上䪼(音拙),抵鼻,至目内眦。

此经多血少气,未时气血注此(13~15时)。

一、少泽

【主治】 寒热汗不出,喉痹舌强,口干心烦,臂痛,咳嗽,颈项急不得回顾,头痛。

【治则】 泻寒热,通经络。

【治法】 用三棱针刺出血。

二、前谷

【主治】 热病汗不出,癫疾,耳鸣,颈项肿,喉痹,鼻塞不利,咳嗽吐衄,臂痛不得举,妇人产后无乳。

【治则】 泻热止痛。

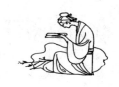

【治法】 用三棱针刺出血。

三、后溪、腕骨、阳谷

【主治】 寒热,耳聋,胸满,项强,头痛,胁痛,目眩。

【治则】 泻寒热,调虚实。

【治法】 用手指按压揉三穴2分钟,用梅花针刺三穴成直线,两指循三穴拿提10次,出微血为度。

四、小海

【主治】 颈、肩、肘外后廉痛,寒热齿龈肿,风眩,疡肿振寒,肘腋肿痛,腹痛,痫发羊鸣,耳聋,目黄,颊肿。

【治则】 消肿止痛。

【治法】 用三棱针刺出血,不可深刺。

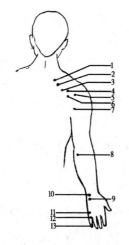

1. 肩中俞　2. 肩外俞　3. 曲垣
4. 秉风　　5. 臑俞　　6. 天宗
7. 肩贞　　8. 小海　　9. 阳谷
10. 腕骨　 11. 后溪　 12. 前谷
13. 少泽

图15　手太阳小肠经常用刺血经穴

五、肩贞

【主治】 伤寒寒热,耳鸣耳聋,缺盆肩中热痛,风痹,手足麻木不举。

【治则】 降热散寒。

【治法】 用三棱针刺出血,针刺由下向上斜刺。

六、臑俞

【主治】 臂酸无力,肩痛引胛,寒热肿痛。

【治则】 舒筋活络。

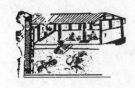

【治法】 用火罐拔吸 2 分钟,梅花针刺后,火罐再拔吸 1 分钟,后用指点按 50 次。

七、天宗、秉风

【主治】 肩臂酸疼,肘外后廉痛,颊颔肿,肩痛不能举。

【治则】 活血镇痛。

【治法】 用指推两穴 20 次,用梅花针循穴刺出血。

八、曲垣、肩外俞、肩中俞

【主治】 肩痹热痛,气注肩胛,拘急痛闷,咳嗽,寒热,目视不明。

【治则】 通经活络镇痛。

【治法】 用火罐拔吸三穴 2 分钟使肤红,用梅花针刺,从曲垣至肩中俞,然后用火罐拔吸行走三穴 1 分钟(约 5 次行走火罐)。

第七节 足太阳膀胱经常用刺血经穴

此经起于睛明,终于至阴(见图 16)。

脉起目内眦,上额交巅上;其支者,从巅至耳上角;其直行者,从巅入络脑,还出别下项,循肩膊内,挟脊抵腰中,入循膂,络肾,属膀胱;其支者,从腰中下挟脊,贯臀,入腘中;其支者,从膊内左右别,下贯胛,挟脊内,过髀枢,循髀外,后廉,下合腘中,以下贯腨内,出外踝之后,循京骨至小趾外侧端。

此经多血少气,申时气血注此(15~17 时)。

一、睛明

【主治】 远视不明,恶风泪出,憎寒头痛,目眩赤痛,眦痒,

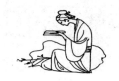

瞳子生障,小儿疳眼,大人气眼冷泪。

【治则】 散风明目。

【治法】 用细三棱针刺出血。

二、攒竹

【主治】 视物不明,泪出目眩,瞳子痒,眼中赤痛,颊痛,面痛,尸厥,癫邪,风眩。

【治则】 泻热散风。

【治法】 用细三棱针刺出血。

三、曲差

【主治】 鼻塞,鼻疮,心烦满汗不出,头顶痛,颈肿,身体烦热。

【治则】 通经络,散寒热。

【治法】 用细三棱针刺出血。

四、承光、通天、络却

【主治】 风眩头痛,呕吐心烦,头重,头晕耳鸣,恍惚不休。

【治则】 祛风热,镇痛。

【治法】 用梅花针循经叩刺,然后循经推,按揉20次。

1. 络却	2. 大杼	3. 风门	4. 肺俞
5. 膈俞	6. 上髎	7. 委中	8. 承山
9. 昆仑	10. 通天	11. 承光	12. 曲差
13. 攒竹	14. 睛明	15. 膏肓俞	16. 譩譆
17. 肝俞	18. 脾俞	19. 胃俞	20. 至阴

图16 足太阳膀胱经常用刺血经穴

第三章 常用刺血经穴

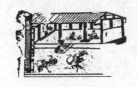

五、大杼

【主治】 膝痛不可屈伸,伤寒汗不出,腰脊痛,胸中郁郁,热甚不已,头风振寒,项强,头昏眩,劳气咳嗽,身热目眩,腹痛,烦满里急,身不安。

【治则】 散风热,安神志。

【治法】 用指推揉大杼穴20次,后用三棱针刺出血。

六、风门

【主治】 发背痈疽,身热,上气喘逆,咳逆胸背痛,风劳呕吐,伤寒头项强,胸中热,卧不安。

【治则】 散热祛风。

【治法】 用指从天柱来回推揉20次,后用梅花针刺出血。

七、肺俞

【主治】 瘿气,黄疸,劳伤,口舌干,劳热上气,腰脊强痛,寒热喘满,虚烦,肺痿咳嗽,肉痛皮痒,呕吐,支满不嗜食,中风,百毒病,小儿龟背。

【治则】 宣肺补虚。

【治法】 火罐拔吸2分钟,用梅花针刺出微血,再火罐拔吸1分钟。

八、膈俞

【主治】 心痛,周痹,吐食翻胃,骨蒸,四肢怠惰,嗜卧,咳逆,呕吐,膈胃寒痰,食饮不下,热病汗不出,食则心痛,身痛肿胀,胁腹满,自汗盗汗。

【治则】 舒心宽胃。

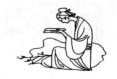

【治法】 用三棱针刺出血。

九、肝俞

【主治】 多怒,黄疸,目眩,气短咯血,目上视,咳逆,口干,寒疝,筋寒,热痉筋急相引,转筋入腹,将死。
【治则】 平肝气,除寒热。
【治法】 用三棱针刺出血。

十、脾俞

【主治】 腹胀,引胸背痛,多食身瘦,胁下满,泄利,痎疟寒热,水肿气胀引脊痛,黄疸,不嗜食。
【治则】 补虚健脾。
【治法】 用三棱针刺出血。

十一、胃俞

【主治】 霍乱,胃寒,腹胀而鸣,翻胃呕吐,不嗜食,多食羸瘦,目不明,腹痛,胸胁支满,脊痛筋挛。
【治则】 祛寒益胃。
【治法】 用三棱针刺出血。

十二、上髎

【主治】 大小便不利,呕逆,膝冷痛,寒热,妇人白带。
【治则】 化浊通幽。
【治法】 用三棱针刺出血。

十三、膏肓俞

【主治】 无所不疗。羸瘦,虚损,尸厥,骨蒸,梦中失精,上

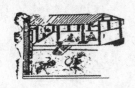

气咳逆,发狂,健忘,痰病,痛风。

【治则】 救逆回阳。

【治法】 用三棱针刺出血。

十四、谚语

【主治】 大热汗不出,劳损不得卧,温疟寒疟,胸闷气满,腹胀,胸胁痛,目眩目痛,鼻衄,喘逆,小儿食时头痛,五心热。

【治则】 祛风散寒。

【治法】 用三棱针刺出血。

十五、委中

【主治】 膝痛及足大趾痛,腰挟脊沉重痛,遗溺,腰痛不能举体,小腹坚满,风痹,髀枢痛。

【治则】 泄热攻坚。

【治法】 用三棱针刺出血。

十六、承山

【主治】 大便不通,转筋,痔肿,战栗不能立,脚气膝肿,胫酸脚跟痛,筋急痛,霍乱,积食不化,伤寒水结。

【治则】 舒筋活络。

【治法】 用三棱针刺出血。

十七、昆仑

【主治】 腰尻脚气,足肿,踝疼痛,头痛,肩背拘急,咳喘满,腰脊内引痛,伛偻,阴肿痛,目眩痛如脱,妇人孕难,小儿发痫。

【治则】 固本培气。

【治法】 用三棱针刺出血。

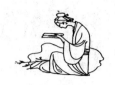

十八、至阴

【主治】 鼻塞头重,风寒从足小趾起,胸胁痛,转筋,寒疟,汗不出,心烦,足下热,小便不利,失精,目痛。

【治则】 泻热除烦。

【治法】 用三棱针刺出血。

第八节 足少阴肾经常用刺血经穴

此经起于涌泉,终于俞府(见图17)。

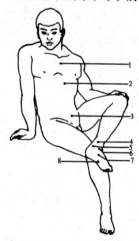

1. 俞府　2. 幽门　3. 四满　4. 太溪
5. 复溜　6. 照海　7. 然谷　8. 涌泉

图 17 足少阴肾经常用刺血经穴

脉起小趾之下,斜趋足心,出然谷之下,循内踝之后,别入跟中,上腨内,出腘内廉,下股内后廉,贯脊,属肾,络膀胱;直行者,从肾上贯肝膈,入肺中,循喉咙,挟舌本;其支者,从肺出,络心,注胸中。

此经多气少血,酉时(17~19时)气血注此。

一、涌泉

【主治】 尸厥,咳吐有血,善恐,舌干咽肿,心烦。心痛,黄疸,小腹急痛,腰痛,心中结热,风疹风痫,咳嗽身热,喉闭舌急失音,头痛目眩,妇人无子。

【治则】 降热益气。

【治法】 病重者,三棱针刺出血;病轻者,梅花针刺出血。

二、然谷

【主治】 内肿,足跗肿,腹胀,咳唾血,喉痹,烦满,消渴,自汗,盗汗,瘘厥,男子精泄,妇人无子,月事不调,阴痒,初生儿脐风口噤。

【治则】 活血消肿。

【治法】 用三棱针刺出血。

三、太溪

【主治】 心痛,久疟咳逆,热病汗不出,咽肿唾血,咳嗽,腹胁痛。

【治则】 镇痛止咳。

【治法】 用三棱针刺出血。

四、照海

【主治】 咽干,心悲不乐,四肢懈惰,呕吐嗜卧,小腹痛,妇女经逆,月水不调。

【治则】 降逆止呕。

【治法】 用三棱针刺出血。

五、复溜

【主治】 腰脊内引痛,善怒多言,舌干,胃热,足痿不收履,腹中雷鸣,腹胀如鼓,四肢肿。

【治则】 顺气,消肿,镇痛。

【治法】 用三棱针刺出血。

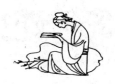

六、四满

【主治】 积聚癥瘕,大肠有水,脐下切痛,振寒,妇人月水不调,无子。

【治则】 行水利湿。

【治法】 用梅花针刺后,火罐拔吸2分钟。

七、幽门

【主治】 小腹胀满,呕吐涎沫,烦闷,胸中引痛,健忘,泄利脓血,女子心痛,逆气。

【治则】 理痨摄血。

【治法】 用梅花针刺后,火罐拔吸2分钟。

八、俞府

【主治】 咳逆上气,呕吐,喘咳,腹胀不思食,胸中痛,久喘。

【治则】 顺气宽胸。

【治法】 用梅花针刺后,火罐拔吸1分钟。

第九节 手厥阴心包络经常用刺血经穴

此经起于天池,终于中冲(见图18)。

脉起胸中,出属心包,下膈,历络三焦;其支者,循胸出胁,下腋3寸,上抵腋下,下循臑内,行太阴、少阴之间,入肘中,下臂,行两筋之间,入掌中,循中指出其端;其支别者,从掌中循小指次指出其端。

此经多血少气,戌时(19~21时)气血注此。

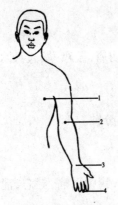

1.天池 2.曲泽
3.大陵 4.中冲
图18 手厥阴心包络经
常用刺血经穴

一、天池

【主治】 胸膈烦满,热病汗不出,头痛,四肢不举,腋下肿,寒热疟疾,臂痛。

【治则】 泄热除烦。

【治法】 用梅花针刺出血,火罐拔吸1分钟,按揉此穴2分钟。

二、曲泽

【主治】 心痛,善惊,身热,烦渴口干,逆气呕涎血,风疹,伤寒,逆气呕吐。

【治则】 降逆镇惊。

【治法】 用手指循经分推此穴5次,用细三棱针刺出血。

三、大陵

【主治】 热病汗不出,手心热,肘臂挛痛,腋肿,心烦,心痛,喜悲泣惊恐,目赤目黄,小便如血,喉痹口干,身热头痛,胸胁痛。

【治则】 解毒清热。

【治法】 用手指按揉此穴1分钟,梅花针刺此穴,然后拿提此穴5次,肤微出血为度。

四、中冲

【主治】 热病烦闷,汗不出,掌中热,身如火,心痛烦满,舌强。

【治则】 泄热除烦。

【治法】 用三棱针刺出血。

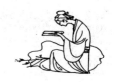

第十节 手少阳三焦经常用刺血经穴

此经起于关冲,终于耳门(见图19)。

脉起手小指次指之端,上出两指之间,循手表腕,出臂外两骨之间,上贯肘,循臑外,上肩,交出足少阳之后,入缺盆,交膻中,散络心包,下膈,遍属三焦;其支者,从膻中,上出缺盆,上项,挟耳后直上,出耳上角,以屈下颊至䪼;其支者,从耳后入耳中,出走耳前,过上关穴,交颊,至目锐眦。

此经多气少血,亥时(21~23时)气血注此。

一、关冲

【主治】 喉痹,舌卷口干,头痛,霍乱,胸中气噎,不嗜食,臂肘痛,目生翳膜,视物不明。

【治则】 搜风行血。

【治法】 用三棱针刺出血。

二、液门

【主治】 惊悸妄言,咽外肿,寒厥,手臂痛,寒热,目赤涩,头痛,暴得耳聋,齿龈痛。

【治则】 清热镇痛。

【治法】 用三棱针刺出血。

三、肩髎

【主治】 臂痛,肩重不能举。

【治则】 舒筋活络。

【治法】 重者,用三棱针刺出血;轻者,用梅花针刺出血。

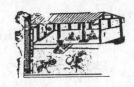

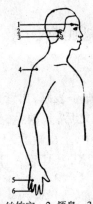

1. 丝竹空 2. 颅息 3. 瘈脉
4. 肩髎 5. 液门 6. 关冲

图19 手少阳三焦经常用
刺血经穴

四、瘈脉

【主治】 头风耳鸣,小儿惊痫,呕吐,泄利无时,惊恐,目睛不明。

【治则】 祛风宁神。

【治法】 用三棱针刺出血,不宜多出血。

五、颅息

【主治】 耳鸣痛,喘息,小儿呕吐涎沫,身热头痛,耳流脓汁。

【治则】 泻热镇痛。

【治法】 用三棱针刺出血,不宜多出血。

六、丝竹空

【主治】 目眩头痛,视物不明,恶风寒、风痫,不识人,发狂吐涎沫。

【治则】 解表疏风豁痰。

【治法】 用三棱针刺出血,针刺不可深,血不宜多出。

第十一节 足少阳胆经常用刺血经穴

此经起于瞳子髎,终于窍阴(见图20)。

脉起目锐眦,上抵头角,下耳后,循颈,行手少阳之前,至肩上,却交出手少阳之后,入缺盆,其支者,从耳后入耳中,走耳前,至目锐眦后;其支者,别目锐眦,下大迎,合手少阳,抵癫下,加颊

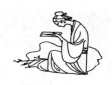

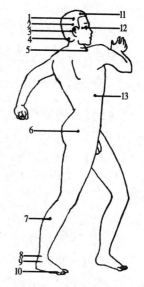

车,下颈,合缺盆,下胸中,贯膈,络肝,属胆,循胁里,出气冲,绕毛际,横入髀厌中;其直者,从缺盆下腋,循胸,过季胁,下合髀厌中,以下循髀阳,出膝外廉,下外辅骨之前,直下抵绝骨之端,下出外踝之前,循足跗上,入小趾次趾之间;其支者,别跗上,入大趾,循歧骨内,出其端,还贯入爪甲,出三毛。

此经多气少血,子时(23～次日1时)气血注此。

一、瞳子髎

【主治】 目痒膜白,青盲无见,赤痛泪出,头痛,喉闭。

【治则】 宁神醒目。

【治法】 用细三棱针刺出血,不可深刺。

二、颔厌

【主治】 偏头痛,头风目眩,惊痫,手腕痛,耳鸣,目无见,好嚏,颈痛,历节风汗出。

【治则】 息风镇惊。

【治法】 用细三棱针刺出血,不可深刺。

三、悬厘

【主治】 面皮赤肿,偏头痛,心烦不欲食,中焦客热,热病汗

1. 颔厌　　2. 悬厘　　3. 窍阴
4. 脑空　　5. 肩井　　6. 环跳
7. 阳陵泉　8. 悬钟　　9. 丘墟
10. 窍阴　　11. 头临泣
12. 瞳子髎　13. 京门

图20　足少阳胆经常用刺血经穴

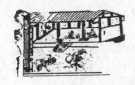

不出,目锐眦赤痛。

【治则】 泄热除烦。

【治法】 用细三棱针刺出血。

四、窍阴(枕骨)

【主治】 四肢转筋,目痛,头颈颔痛,耳鸣,舌本出血,手足烦热汗不出,舌强胁痛,咳逆喉痹。

【治则】 通窍发汗。

【治法】 用细三棱针作点刺出血,然后循瞳子髎穴推揉1分钟。

五、头临泣

【主治】 目眩,目生白翳,目泣,枕骨合颅痛,恶寒鼻塞,惊痫反视,卒中风不识人。

【治则】 泻实补虚。

【治法】 用细三棱针刺出血,然后按揉1分钟。

六、脑空

【主治】 劳疾羸瘦,体热,颈项强不可回顾,头重痛不可忍,目瞑心悸,癫痫,鼻痛。

【治则】 补虚,泄热,镇静。

【治法】 用细三棱针刺出血,然后按揉1分钟。

七、肩井

【主治】 中风,气塞,涎上不语,气逆,妇人难产,头项痛,五劳七伤,臂痛,两手不得向头。

【治则】 固本,培气,降逆。

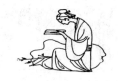

【治法】 用梅花针刺后,火罐拔吸 2 分钟,拿提 2 分钟。

八、京门

【主治】 肠鸣,小肠痛,肩背寒、痉,肩胛内廉痛,腰痛,寒热腹胀,水道不利,小腹急肿,髀枢引痛。

【治则】 祛寒热,通经络。

【治法】 推揉此穴 2 分钟,用梅花针刺,火罐拔吸 1 分钟。

九、环跳

【主治】 风湿痹不仁,风疹遍身,半身不遂,腰胯痛,膝不得转侧伸缩。

【治则】 通络利湿。

【治法】 点按此穴 5 分钟,用梅花针刺,火罐拔吸 3 分钟。

十、阳陵泉

【主治】 膝伸不得屈,髀枢膝骨冷痹,脚气,膝股内外廉不仁,偏风半身不遂,脚冷无血色,头面肿,足痉挛。

【治则】 行滞逐冷。

【治法】 循经分推此穴,用梅花针刺出血。

十一、悬钟

【主治】 心腹胀满,胃中热,脚气,膝胫痛,筋骨挛痛,逆气,虚劳寒损,心中咳逆,喉痹,颈项强,肠痔瘀血,鼻中干,烦满狂言。

【治则】 通脏气,泻胆热。

【治法】 用细三棱针刺出血,血不宜多出。

第三章 常用刺血经穴

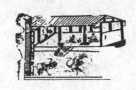
十二、丘墟

【主治】 胸胁满痛,腋下肿,痿厥,髀枢中痛,转筋,小腹坚,寒热颈肿,腰胯痛。

【治则】 活络镇痛。

【治法】 用细三棱针刺出血。

十三、窍阴

【主治】 胁痛,咳逆,手足烦热,汗不出,转筋,头痛心烦,喉痹,舌强口干,肘不可举,目痛。

【治则】 泄热除烦。

【治法】 用三棱针刺出血。

第十二节　足厥阴肝经常用刺血经穴

此经起于大敦,终于期门(见图21)。

脉起大趾聚毛之际,上循足跗上廉,去内踝1寸,上踝8寸,交出太阴之后,上腘内廉,循股,入阴中,环阴器,抵小腹,挟胃,属肝,络胆,上贯膈,布胁肋,循喉咙之后,上入颃颡,连目系,上出额,与督脉会于巅;其支者,从目系下颊里,环唇内;其支者,复从肝,别贯膈,上注肺。

此经多血少气,丑时(1~3时)气血注此。

一、大敦

【主治】 五淋,卒疝七疝,阴头中痛,汗出,腹脐中痛,小腹痛,尸厥,妇人血崩,阴中痛。

【治则】 开窍通闭。

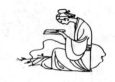

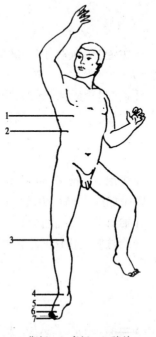

【治法】 用三棱针刺出血。

二、行间

【主治】 呕逆,喜怒,四肢满,转筋,胸胁痛,小腹肿,咳逆呕血,腰疼,小肠气,肝心痛,癫疾,中风,妇人小腹肿,小儿急惊风。

【治则】 平肝降逆。

【治法】 用三棱针刺出血。

三、太冲

【主治】 心痛脉弦,瘟疫,肩肿,虚劳,浮肿,小腹痛,阴痛,面目苍白,胸胁支满,肝心痛,便血,呕血呕逆,跗肿,内踝前痛,唇肿,女子漏下。

【治则】 理瘰摄血。

【治法】 用三棱针作斜刺出血。

四、中封

【主治】 小腹肿痛,脐痛,足厥冷,寒证,腰中痛,身微热,痿厥失精,筋挛。

【治则】 镇痛消肿。

【治法】 用三棱针刺出血。

1. 期门　2. 章门　3. 膝关
4. 中封　5. 太冲　6. 行间
7. 大敦

图21　足厥阴肝经常用刺血经穴

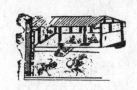

五、膝关

【主治】 风痹,膝内廉痛引髌,不可屈伸,咽喉中痛,两膝酸软无力。

【治则】 除风,活络,止痛。

【治法】 用三棱针或梅花针点刺出血。

六、章门

【主治】 肠鸣,胁痛,烦热口干,心痛而呕,吐逆,腰痛,脊冷痛,腹胀如鼓,善恐,少气厥逆,肩臂不举。

【治则】 益气理中。

【治法】 用梅花针刺出血,火罐拔吸 1 分钟,用手指梳胁肋 10 次。

七、期门

【主治】 胸中烦热,霍乱泄利,胁下积气,心切痛,胸胁痛,血结胸满,面赤火燥,胸中痛,妇人产后余疾。

【治则】 宽中利湿。

【治法】 用火罐拔吸 1 分钟,肤微红,梅花针刺后拔吸出血,然后叠掌按揉 20 次。

第十三节　任脉常用刺血经穴

此经起于会阴,止于承浆(见图 22)。

脉起中极之下,以上毛际,循腹里,上关元,至喉咙。属阴脉之海,以人之脉络,周流于诸阴之分,譬犹水也,而任脉则为之总会。故曰阴脉之海。

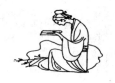

一、中极

【主治】 冷热积聚,腹中热,脐下结块,阴囊水肿,阳气虚惫,妇人月事不调,血积成块,阴痒而热,阴痛,恍惚,尸厥。

【治则】 调阴阳,泻寒热。

【治法】 用梅花针刺后,火罐拔吸出血。

二、气海、阴交

【主治】 伤寒,腹胀肿,脏虚气惫,闪着腰痛,气痛,腹坚痛,疝痛,腰膝拘挛,脐下热,鼻出血,妇人血崩,小儿遗尿。

【治则】 行气镇痛。

【治法】 用梅花针刺后,火罐拔吸出血。

1. 承浆 　2. 华盖 　3. 上脘 　4. 中脘
5. 神阙 　6. 阴交 　7. 气海 　8. 中极

图 22 任脉常用刺血经穴

第三章　常用刺血经穴

三、神阙

【主治】 中风不省人事,腹中虚冷,伤败脏腑,泄利不止,水肿鼓胀,肠鸣,腹痛,小儿脱肛,风痫,角弓反张。

【治则】 固本培气。

【治法】 用细三棱针在脐四周针刺四点出血。

四、中脘、上脘

【主治】 腹暴胀,脾痛,饮食不进,翻胃,赤白痢,膨胀,霍乱,心痛,身寒,身热,虚劳吐血,风痫,热病。

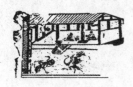

【治则】 补脾益气。健胃降逆。

【治法】 火罐拔吸1分钟,梅花针刺二穴,用手拿提出微血。

五、华盖

【主治】 喘急上气,咳嗽哮喘,喉痹咽肿,胸胁支满痛。

【治则】 纳气平喘。

【治法】 梅花针刺后,用火罐拔吸出血。

六、承浆

【主治】 偏风,半身不遂,口眼㖞斜,面肿消渴,口齿疳蚀生疮,暴喑不能言。

【治则】 祛风散热。

【治法】 用细三棱针刺出血。

第十四节　督脉常用刺血经穴

此脉起于会阴,终于龈交(见图23)。

脉起下极之腧,并于脊里,上至风府,入脑上巅,循额至鼻柱,终龈交,属阳脉之海。

一、长强

【主治】 肠风下血,久痔瘘,腰脊痛,狂病,头重,小儿腹泻。

【治则】 理瘘摄血。

【治法】 用细三棱针刺出血。

二、命门

【主治】 头痛如破,身热如火,腰脊相引痛,骨蒸五脏热,小

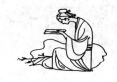

儿发痫,张口摇头,角弓反张。

【治则】 泻热安神。

【治法】 用梅花针刺,火罐拔吸1分钟,出微血。

三、身柱

【主治】 腰脊痛,癫病狂走,身热,妄言见鬼,小儿惊痫。

【治则】 清热宁神。

【治法】 用梅花针刺,火罐拔吸1分钟,出微血。

四、大椎

【主治】 肺胀胁满,呕吐上气,五劳七伤,背膊拘急,颈项强,风劳食气,骨热。

【治则】 宣肺降火。

【治法】 重者,用三棱针刺,不可深,出微血;轻者,梅花针刺,出血。

五、风府

【主治】 中风,头痛,身重恶寒,项急不得回顾,偏风半身不遂,咽喉肿痛,目妄视,头中百病。

【治则】 救逆回阳。

【治法】 用细三棱针斜刺,出血。

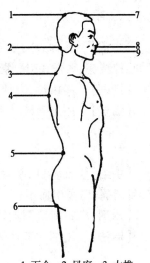

1. 百会　2. 风府　3. 大椎
4. 身柱　5. 命门　6. 长强
7. 上星　8. 人中　9. 龈交

图 23　督脉常用刺血经穴

六、百会

【主治】 头风,中风,头痛,偏风半身不遂,心烦闷,惊悸健忘,心神恍惚,风痫,心风,脑重鼻塞,头痛目眩,食无味,百病。

【治则】 泻风热,宁神志。

【治法】 用细三棱针刺,出微血。

七、上星

【主治】 面赤肿,头风,头皮肿,鼻塞头痛,热病汗不出,目眩,目睛痛,口鼻出血不止。

【治则】 宣泄诸阳热气。

【治法】 用细三棱针刺,出微血。

八、人中

【主治】 昏厥,消渴,水气遍身肿,中风口噤,面肿唇动,瘟疫。

【治则】 救逆回阳。

【治法】 用细三棱针刺出血。

九、龈交

【主治】 鼻中息肉,蚀疮,鼻痛,颈项强,牙疳肿痛、面赤心烦,小儿面疮癣。

【治则】 解表,清热,消肿。

【治法】 用细三棱针刺出血。

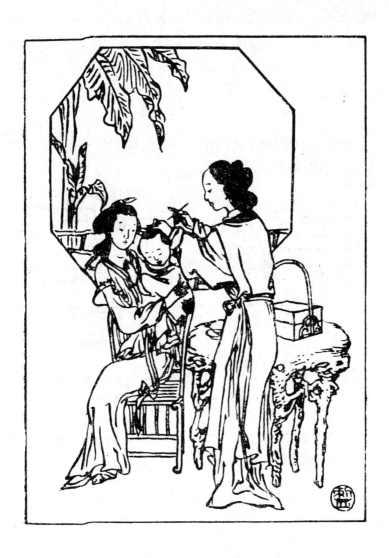

第四章 常用刺血经外奇穴

常用刺血的经外奇穴,是按人的部位划分的,一般可分为以下几种(见图24、图25):

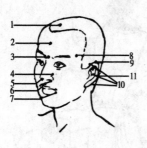

1. 囟中　2. 额中　3. 印堂
4. 内迎香　5. 鼻准　6. 鼻环
7. 颊里　8. 太阳　9. 耳尖
10. 耳后静脉三条　11. 耳壳后

图24　头部常用刺血
经外奇穴(1)

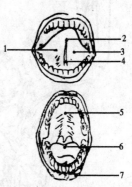

1. 玉液　2. 海泉　3. 金津　4. 舌柱
5. 上腭　6. 聚泉　7. 唇里

图25　头部常用刺血
经外奇穴(2)

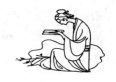

第一节 头 部

一、印堂

【部位】 位于额部、眉间正中点。

【主治】 两眉角痛,惊搐,头重,久年头痛,眩晕,呕吐,眼病,鼻疾,小儿暴痫。

【治法】 重者,三棱针刺出血;轻者,梅花针刺出血。

二、额中

【部位】 在头额部正中线,眉间直上1寸处。

【主治】 眩晕,呕吐,小儿高热。

【治法】 用细三棱针刺出血,手指按揉1分钟。

三、囟中

【部位】 头额部正中线,入前发际1寸5分处。

【主治】 小儿暴痫。

【治法】 用细三棱针出血,然后从印堂揉推此穴1分钟。

四、耳尖

【部位】 头颞部之耳郭上,将耳郭用手向前按压,耳郭尖端是穴。

【主治】 目疾久不愈,患偏正头痛,锁口疗,吊角疗。

【治法】 用细三棱针刺出微血。

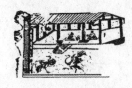
五、耳壳后

【部位】 耳壳内侧面,耳甲隆起之高点耳后肌之前缘是穴。

【主治】 小儿头部黄水疮。

【治法】 用细三棱针刺出血。

六、耳后静脉三条

【部位】 耳壳内侧三条静脉是穴。

【主治】 目疔,目赤痛。

【治法】 用细三棱针刺出血。

七、太阳

【部位】 在眉后陷中,太阳紫脉上是穴。

【主治】 头风,目眩,偏正头痛,眼红肿。

【治法】 用细三棱针刺出血。

八、鼻准

【部位】 鼻柱尖上是穴。

【主治】 酒渣鼻。

【治法】 用三棱针刺出血。

九、内迎香

【部位】 在鼻孔内,鼻黏膜上是穴。

【主治】 猝死,喉闭,中恶,目热暴痛。

【治法】 用长三棱针或长粗针轻刺出血。

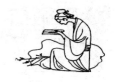

十、鼻环

【部位】 在鼻两旁环笑缝中。

【主治】 酒渣鼻,疔疮,颜面组织炎。

【治法】 用细三棱针刺出血。

十一、上腭

【部位】 入口里边在上缝赤白脉是穴。

【主治】 蚂蟥黄疸,四时病。

【治法】 用细三棱针刺出血。

十二、聚泉

【部位】 舌背中央有缝陷中是穴。

【主治】 消渴,舌肌麻痹,哮喘,舌强。

【治法】 用细三棱针或小针刺出血。

十三、海泉

【部位】 舌下中脉是穴。

【主治】 消渴,呃逆,重舌肿胀,热极难言。

【治法】 用三棱针刺出血。

十四、金津、玉液

【部位】 舌下两旁紫脉上是穴。

【主治】 喉痹,消渴,口疮,舌肿。

【治法】 用三棱针刺出血。

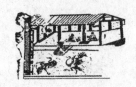
中国民间刺血术

十五、舌柱

【部位】 舌下之筋如柱者是穴。

【主治】 重舌。

【治法】 用细三棱针刺出血。

十六、唇里

【部位】 下唇之里,外直承浆穴,与齿龈接近之唇沟中是穴。

【主治】 肝脏病,齿龈肿,面颊肿,口噤,口臭。

【治法】 用细三棱针刺出血。

十七、颊里

【部位】 从口吻边入往对颊里去口1寸是穴。

【主治】 口疳,齿龈溃烂,蚂蟥黄疸,寒暑瘟疫。

【治法】 用细三棱针刺出血。

第二节 胸腹部

胸腹部常用刺血经外奇穴见图26、图27。

一、龙颌

【部位】 在鸠尾上1寸5分是穴。

【主治】 食管狭窄,喘息,心痛冷气上,胃寒,胃痛,肺充血,心窝痛。

【治法】 用梅花针刺出血,然后火罐拔吸1分钟。

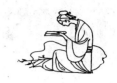

二、新肋头

【部位】 胸骨两侧第1、2肋骨间各1穴,第2、3肋骨间各1穴。左右计4穴。

【主治】 瘰疬,肋间神经痛,胸膜炎,支气管炎,喘息,呃逆,呼吸困难。

【治法】先火罐拔吸1分钟,后用梅花针刺出血。

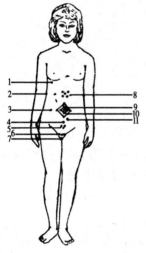

1. 肓募 2. 血门 3. 横纹
4. 丹田 5. 关寸 6. 水道
7. 玉门 8. 梅花 9. 脐中四边
10. 卒腹痛 11. 气中

图26 胸腹部常用刺血
经外奇穴(1)

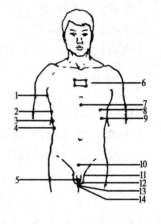

1. 腋门 2. 始素 3. 命关
4. 九曲中府 5. 卒癫 6. 新肋头
7. 龙颔 8. 马蜞斑 9. 里期门
10. 横骨 11. 关门 12. 男阴缝
13. 阴囊缝 14. 阴囊下横纹

图27 胸腹部常用刺血
经外奇穴(2)

中国民间医学丛书

第四章 常用刺血经外奇穴

77

三、里期门

【部位】 胸窝下 2 寸,两侧旁开 3 寸 5 分之点是穴。

【主治】 两肋疼痛。

【治法】 用梅花针刺此穴出微血,然后顺肋骨点刺肤红为度。

四、马蜞斑

【部位】 胸部,乳头直下 1 寸 5 分是穴。

【主治】 发斑结核。

【治法】 用细梅花针刺出血。

五、盲募

【部位】 乳头斜向脐连线中点外侧是穴。

【主治】 萎黄病,腹中积块,病后极度衰弱,疼痛,慢性疾病。

【治法】 先火罐拔吸 2 分钟,用梅花针刺出血。

六、命关

【部位】 在肋下宛中,举臂取之,对中脘向乳,三角取之。

【主治】 一切脾病,妇人产后腹胀水肿。

【治法】 用梅花针刺后手指拿提此穴出微血。

七、始素

【部位】 在腋肋下廉下 2 寸骨陷处是穴。

【主治】 肋下支满,腰痛引腹,筋挛,阴气上缩,肋间痛。

【治法】 用梅花针刺后手指拿提此穴出微血。

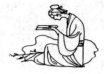

八、腋门

【部位】 在腋上攒毛中 1 寸是穴。

【主治】 腋下狐臭,诸风。

【治法】 先用手指点揉 1 分钟,后用梅花针刺出血。

九、九曲中府

【部位】 在旁庭、注市下 3 寸是穴。

【主治】 胸痛、腹痛、肝、胃、脾等疾患。

【治法】 用梅花针刺后,用火罐拔吸出微血。

十、梅花

【部位】 以中脘穴为点,作 X 形,其四角及中央,总共 5 穴。

【主治】 胃脘痛,心窝痛,消化不良,食欲不振。

【治法】 用梅花针沿五点和线针刺出血。

十一、脐中四边

【部位】 脐中四边是穴。上下左右各 1 寸处 1 穴,计 5 穴。

【主治】 一切痉挛,腹部疼痛,胃痉挛,手肿痛,肠鸣,疝痛。慢性肠炎,小儿消化不良。

【治法】 用细三棱针刺出血,或梅花针刺后火罐拔吸出血。

十二、丹田

【部位】 脐下 2 寸。

【主治】 泻痢不禁,小腹绞痛。

【治法】 用梅花针刺出血,火罐拔吸 1 分钟。

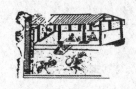
十三、关寸

【部位】 在关元穴下方左右平开 1 寸处是穴。在下 1 寸是穴,共 3 穴。

【主治】 赤白带下,肠疝痛,肠炎,腹膜炎,膀胱炎,睾丸炎,遗精,遗尿,月经不调。

【治法】 用梅花针刺三点总成"△"形,或细三棱针点刺出血。

十四、卒腹痛

【部位】 腹中部,脐上下左右各 5 分处是穴,计 4 穴。

【主治】 腹痛、腹胀。

【治法】 梅花针刺出血,火罐拔吸 2 分钟。

十五、气中

【部位】 在气海旁各 1 寸 5 分。

【主治】 腹痛肠鸣,妇女血弱气喘。

【治法】 用梅花针刺出血,火罐拔吸 1 分钟。

十六、水道

【部位】 腹股沟部。平耻骨联合上缘,旁开 2 寸 5 分处。

【主治】 三焦、膀胱,肾中热气。

【治法】 用梅花针刺两指拿提出血。

十七、血门(又名食仓)

【部位】 中脘旁 3 寸是穴。

【主治】 妇女腹中血块,胃痛,食欲减退,消化不良,胃痉挛。

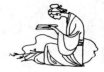

【治法】　用火罐拔吸梅花针刺出血。

十八、横纹

【部位】　脐两侧各 3 寸 5 分处是穴。
【主治】　多汗,四肢不举,少力。
【治法】　梅花针刺出血。

十九、横骨

【部位】　阴上横骨中央处是穴。
【主治】　失精,五脏虚竭,妇女遗尿,癫疝,尿闭,淋病,膀胱炎。
【治法】　用细三棱针挑刺出血。

二十、卒癫

【部位】　阴茎头冠状沟上是穴。
【主治】　卒癫,心脏停搏,脑出血。
【治法】　用细三棱针挑刺出血。

二十一、玉门

【部位】　女子大阴唇内。
【主治】　妇人阴证,癫狂。
【治法】　用细三棱针刺。

二十二、男阴缝

【部位】　将阴茎向上提,阴茎根与阴囊相交点是穴。
【主治】　蚂蟥黄疸,小儿偏坠。
【治法】　用三棱针挑刺出微血。

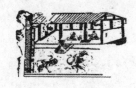

二十三、阴囊缝

【部位】 男子阴囊腹侧,正中线上。

【主治】 热阳风。

【治法】 用细三棱针轻微点刺。

二十四、阴囊下横纹

【部位】 男子阴囊第一横纹之中点是穴。

【主治】 猝中风恶,目上视,口噤,腹中彻痛。

【治法】 用细三棱针轻微点刺。

二十五、关门

【部位】 男子平阴茎根,左右旁各2寸处是穴。

【主治】 水肾,红肿阴汗偏坠,阴茎强直不衰,疝气冲心欲绝。

【治法】 用细三棱针作轻微斜刺。

第三节　背腰部

背腰部常用刺血经外奇穴见图28、图29。

一、脊三

【部位】 哑门穴下1寸处及第1胸椎下陷中与第5腰椎下陷中,共3穴。

【主治】 脊髓膜炎,腰背神经痛。

【治法】 用梅花针刺或三棱针挑刺,后用火罐拔吸2分钟。

二、背部之五柱

【部位】 第7颈椎棘突、第1、2、3、4胸椎棘突之间。2、3胸

82

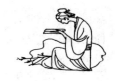

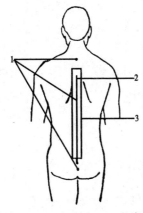

1. 脊三　　2. 九连环　　3. 佗脊

图 28　背腰部常用刺血
经外奇穴 (1)

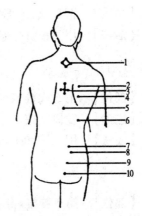

1. 大椎四花　2. 热府　3. 背部之五
柱　4. 睑腺炎　5. 阳斑　6. 气喘
7. 气海俞　8. 腰眼　9. 七步斑
10. 阴斑

图 29　背腰部常用刺血
经外奇穴 (2)

椎两侧 1 寸 5 分处,共 6 个穴位。

　　【主治】　咳嗽。

　　【治法】　用梅花针顺穴位针刺,或三棱针点刺出血。

三、九环连

　　【部位】　第 1、3、5、7、9、11 胸椎棘突,与第 1、3、5 腰椎棘突之下方凹陷中,计 9 穴。

　　【主治】　脊髓疾患,神经衰弱,贫血及其他慢性疾病。

　　【治法】　用梅花针顺穴点刺,然后用两指拿提各穴出血。

四、大椎四花

　　【部位】　第 2、3 胸椎间隙起平开 6 分处,左右上下共 4 穴。

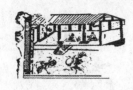

【主治】　百日咳,肺部疾患。

【治法】　用三棱针挑刺。

五、阳斑

【部位】　第5胸椎棘突下方凹陷中。

【主治】　发斑结核。

【治法】　用三棱针挑刺出血。

六、七步斑

【部位】　第5腰椎棘突下方凹陷处。

【主治】　斑。

【治法】　用三棱针挑刺出血。

七、佗脊

【部位】　在背腰部正中线旁开8分处,共计34穴。

【主治】　风湿性脊椎炎,腰背酸痛,虚弱羸瘦,喘息等。

【治法】　用梅花针沿经穴点刺出血,然后两指拿提各穴。

八、热府

【部位】　在第2胸椎下两旁各1寸5分处是穴。

【主治】　伤风颈强,目眩,鼻塞,风劳,呕逆上气,胸痛背痛,气短不安。

【治法】　用三棱针挑刺出血。

九、气喘

【部位】　第7胸椎旁开2寸是穴。

【主治】　哮喘,支气管炎,胸膜炎,心悸。

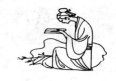

【治法】　用梅花针刺后火罐拔吸 2 分钟出血。

十、气海俞

【部位】　第 3 腰椎下脊柱 1 寸 5 分陷中是穴。

【主治】　腰痛,妇女病。

【治法】　用梅花针刺后火罐拔吸 2 分钟出血。

十一、阴斑

【部位】　第 3 骶椎旁开 2 寸 2 分 5 是穴。

【主治】　发斑结核。

【治法】　用三棱针挑刺出血。

十二、睑腺炎

【部位】　第 5 胸椎旁开各 3 寸处是穴。

【主治】　睑腺炎。

【治法】　用三棱针挑刺出血。

十三、腰眼

【部位】　腰上两旁微陷处是穴。

【主治】　虚弱赢瘦,肺结核,气管炎,睾丸炎,腰痛,肾亏,妇科病。

【治法】　用梅花针刺后火罐拔吸出血。

第四节　上肢部

上腹部常用刺血经外奇穴见图 30。

一、四横纹

【部位】　第 2、3、4、5 指根与掌相接之横纹处是穴。

【主治】 手生痈疔,五指尽痛,发热,呕吐,腹痛。

【治法】 用细三棱针刺出血。

二、小指中节

【部位】 小指中节处侧横纹头是穴。

【主治】 身上生瘤。

【治法】 用细三棱针刺微出黄水。男左女右。

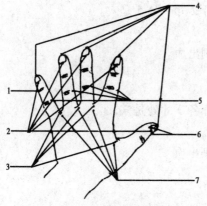

A 1. 小指爪纹　2. 十王
　3. 八邪　　　4. 十宣
　5. 四中缝　　6. 大指甲根
　7. 八关

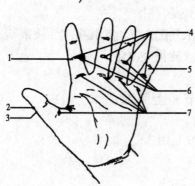

B 1. 风关　　　　2. 老商
　3. 中商　　　　4. 四缝
　5. 小指中节　　6. 四横纹
　7. 五经纹

图30　上肢部常用刺血
　　　　经外奇穴

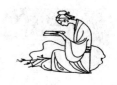

三、四中缝

【部位】 手 2、3、4、5 指掌中指节横纹是穴。

【主治】 百日咳。

【治法】 用细三棱针刺出水液。

四、五经纹

【部位】 手五指掌横纹处是穴。

【主治】 五脏六腑气不和。

【治法】 用三棱针点刺出黄白色液体。

五、风关

【部位】 食指根横纹中是穴。

【主治】 小儿惊风。

【治法】 用三棱针刺出血。

六、四缝

【部位】 手四指内中节是穴。

【主治】 小儿疳积,小儿百日咳,小儿消化不良。

【治法】 用细三棱针刺出黄白色透明液。

七、十宣

【部位】 十指尖端,距指甲约 1 分处。

【主治】 乳蛾,一切急性病之失神,吐泻,扁桃体炎,高血压,癫狂,短气不得语。

【治法】 用三棱针刺出血。

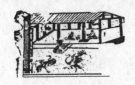

八、八邪

【部位】 手五指歧骨间,左右手各4穴。

【主治】 头风牙痛,手臂红肿,痹证。

【治法】 用细三棱针刺出血。

九、八关

【部位】 手背侧,相邻二指之指缝缘,左右计8穴。

【主治】 疟疾,大热,睛痛,指痛。

【治法】 用细三棱针刺出血。

十、大指甲根

【部位】 大指爪甲后约1分处,赤白肉际共3穴。

【主治】 双侧乳蛾,流行性感冒,咽喉肿痛,口颊炎,喉头炎,耳下腺炎,脑充血。

【治法】 用三棱针刺出血,然后用手指捏挤出血。

十一、老商

【部位】 在拇指外侧指甲角一韭叶处是穴。

【主治】 流行性感冒。

【治法】 用三棱针点刺出血。

十二、中商

【部位】 手拇指中去爪甲角一韭叶处是穴。

【主治】 流行性感冒。

【治法】 用三棱针刺后两手指挤出血。

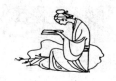

十三、小指爪纹

【部位】 手小指背侧,爪甲根部是穴。

【主治】 喉痹。

【治法】 用三棱针刺出三滴血。

十四、十王

【部位】 手十指爪甲后正中赤白肉际是穴。

【主治】 猝死,痧证,中暑,霍乱,感冒。

【治法】 用三棱针刺出血。

第五节　下肢部

下肢部常用刺血经外奇穴见图31。

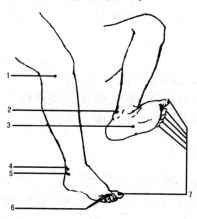

1.成骨　2.内踝尖　3.足心　4.外踝上　5.外踝尖　6.八冲　7.气端

图31　下肢部常用刺血经外奇穴

一、成骨

【部位】　膝下外廉横骨处是穴。

【主治】　腰痛，鹅口疮，坐马痈等。

【治法】　用三棱针刺出血。

二、外踝上

【部位】　在外踝尖上3寸处是穴。

【主治】　脚气，偏瘫，足转筋。

【治法】　用三棱针刺出血。

三、内踝尖

【部位】　在内踝尖上是穴。

【主治】　下牙痛，内廉转筋，脚气寒热。

【治法】　用三棱针刺出血。

四、气端

【部位】　足十趾之尖端，左右计10穴。

【主治】　足趾麻痹，脚气，脑充血，足痛红肿，急救。

【治法】　用细三棱针刺出血。

五、八冲

【部位】　足趾歧缝间，两足共8穴。

【主治】　疟疾，妇女月经不调，脚背红肿，脚气，头痛，间歇热，肺充血。

【治法】　用细三棱针刺出血。

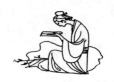

六、外踝尖

【部位】 足外踝尖上是穴。

【主治】 脚气,脚外廉转筋,十趾拘挛,牙痛,牙痈。

【治法】 用三棱针刺出血。

七、足心

【部位】 涌泉穴后 1 寸陷中处是穴。

【主治】 妇女血崩,头痛,眩晕,下肢痉挛,小儿搐搦,并可用于急救。

【治法】 用梅花针刺后,火罐拔吸出血。

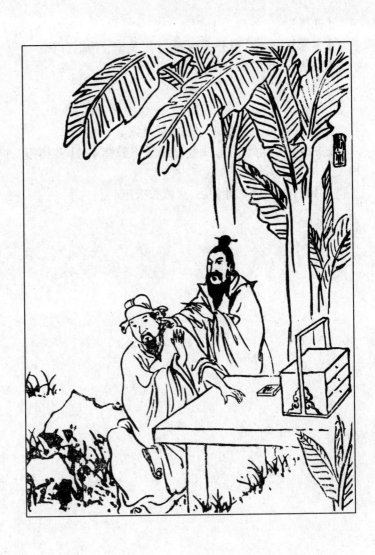

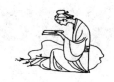

第五章　常见病刺血验方

第一节　急救刺血

一、昏迷、休克

昏迷形成的病因比较多,如脑疾病、中毒等,严重时,用各种强刺激均无反应,意识完全丧失。

引起休克的原因也很多,临床表现为面色苍白,出冷汗,四肢发冷,唇绀,血压下降,脉细无力,意识障碍等。

【治疗】

人中、十宣、中冲,三棱针放血。

大椎,火罐拔吸2分钟。

从印堂→百会,印堂→太阳,梅花针循经弹刺出血。

【附方】

人中、太阳、百会、涌泉、内关、足三里,放血。以上穴位间隔1小时后再刺。

【土方】

用小刀片或竹尖针刺十宣穴,放出血。

一般昏迷,休克可用缝纫针、大头针等针具轻微点刺人中

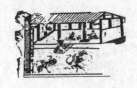
穴,然后手挤提人中出血。

【病例】

苏××,男,37岁,系由重庆到成都的火车上一旅客。

他人代诉:在车上突然昏迷,不知人事。

症状:面色苍白,出冷汗,四肢发冷,肢细无力。

诊断:昏迷,休克。

治则:救逆回阳。

治法:用三棱针点刺人中、十宣,中冲出血,然后用指点揉人中、百会、外关、内关、合谷穴,术后,患者立愈。

二、中　暑

中暑一般是夏季出现的疾病。因外界高热,人体内脏阴气虚脱,而造成中暑。

凡遇中暑患者,应迅速将患者扶(或抬)至阴凉通风处,仰卧休息,解开衣扣、腰带、擦干汗水,用风扇祛热。并喝一些淡盐水或冷饮。如果中暑严重者,出现头痛、头晕、恶心、呕吐等症状者,可采用针刺放血疗法。

【治疗】

中冲、委中、十宣,三棱针放血。

大椎、命门、委中,火罐拔吸2分钟。

脊柱两侧,梅花针弹刺出血。

【附方】

1. 人中、十宣、十二井,三棱针点刺出微血。

八髎、曲池、承山,火罐拔吸5分钟。

昆仑、涌泉,梅花针弹刺出血。

2. 梅花针弹刺脊柱两侧。重点刺胸背、腰背部、肘窝、人中点刺,指尖放血。手法中度或较重刺激。

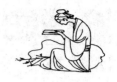

【土方】

用瓷汤匙或破瓷碗边(必须光滑圆钝)蘸水或油刮患者的前胸、背部正中,双侧腋窝、肘窝,直至皮下出现紫红色斑点为止。

【古方】

1.用瓦针(三棱针)刺十个手尖的部分十宣穴或手弯筋(曲泽穴)、足弯筋(委中穴)。针刺前,必须在每一穴的上部,把血拍打到穴位上,使之充血后再行针刺出血。

2.用三棱针在少商刺血,如果手指冷,应先使充血后再刺。

3.将患者口撑开,看患者舌下处有紫筋三股,并用男左女右方法,刺出紫血一点,患者立即苏醒。但切不可针刺中间一根筋。

【病例】

袁××,男,53岁,四川省峨眉县城郊农民。

医者因旅游路过,见一人昏倒在地,即诊治。

症状:初起目眩,心痛心悸,恶心呕吐,全身乏力,皮肤潮红,发热口干,舌质红绛,脉象洪大,继则昏倒,神志不清。

诊断:中暑。

治则:泻热,开窍,醒神。

治法:用三棱针点刺十宣出血,血为鲜红色;用梅花针弹刺人中、内关、足三里;火罐拔吸大椎、命门10分钟,罐内热气涌盛。半小时后,患者复苏。

三、痧 症

此症多发生在夏秋季节,它是一种常见的流行病,主要症状表现为全身胀累、麻粟感等。多因患者体虚,正气不足,外界秽浊,疠气之邪乘虚侵入机体,使机体气血阻滞,气机运动失常而发病。

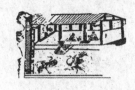
【治疗】

十宣、委中,三棱针放血。

肘窝、脊椎两侧,梅花针弹刺出血。

大椎、命门,火罐拔吸 10 分钟。

【附方】

舌下静脉(金津、玉液),三棱针刺出血。

委中,梅花针弹刺加火罐 10 分钟拔吸出血。

【土方】

1.用大号缝衣针挑刺肘窝、膝窝出血,然后用酒精或生姜片涂擦。

2.用手蘸冷水拍打肘、颈后部,然后两手夹提成红紫色,再挑刺出血。

3.十宣处放血。

【病例】

吴××,女,47 岁。云南省昆明市金碧路某工厂工人。

他人代诉:刚才突然在路上昏倒,脸色大变。

症状:发病急,头痛如裂,呕吐腹泻,面色青白,四肢厥冷,唇色青紫,肠鸣绞痛。

诊断:痧症。

治则:回阳救逆。

治法:用三棱针点刺十宣、人中出血。梅花针弹刺委中,用火罐拔吸出血,血出为紫红色。半小时后基本恢复正常。

四、电　击

凡抢救电击者,应迅速将电源关闭,或用干竹竿、木材等绝缘物将电源与患者分开,并将患者移至通风处,轻的可很快恢复。重的如呼吸心跳已停止,应立即解开衣服,进行人工呼吸和胸外心脏

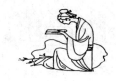

按压。在进行人工呼吸的同时,可采用放血疗法。

【治疗】

人中、十宣,三棱针放血。

涌泉,梅花针加火罐拔吸 3 分钟。

脊柱两侧、前胸,梅花针弹刺出血。

【附方】

合谷用三棱针点刺出血。

内关、中冲用梅花针弹刺出血。

五、溺　水

将溺水者俯卧,足高头低。人工呼吸。将舌头拉出,以免回缩堵塞呼吸道。或者撬开嘴,擦去鼻腔、嘴里的泥土、杂草及泡沫,以免阻塞呼吸道。若患者呼吸、心跳已停止,应立即进行口对口的人工呼吸,胸外心脏按压。同时也可采取针刺放血疗法。

【治疗】

人中、会阴,三棱针放血。

大椎、肺俞、膻中,火罐拔吸 5 分钟。

百会、涌泉,梅花针弹刺出血。

【附方】

用三棱针刺十宣、中冲放血,梅花针弹刺脊柱两侧和前胸。用火罐在胸前、背部进行走罐拔吸。

六、误　死

误死多见于死者平素无病,突然因卧或坐、行走时倒地昏死,或同他人争吵,情绪激动或过度喜、怒、悲、恐、忧、思、惊而突然昏死。

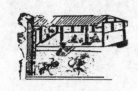

【治疗】

人中、十宣、涌泉,三棱针刺出血。

膻中、大椎,火罐拔吸5分钟。

头部、脊柱两侧,梅花针弹刺出血。

【附方】

少商、委中,三棱针刺出血。

太阳→印堂,梅花针循经弹刺。

【古方】

将患者口用铁器撬开,以三棱针或竹尖刺金津、玉液二穴。血出即活,不可刺正中。

七、虫蛇咬伤、狂犬咬伤

患者被毒蛇咬伤后,应迅速用带子或布条在伤口上端(3~6厘米)扎紧,以阻止毒液向上扩散,并立即进行放血治疗。

【治疗】

在被毒蛇咬伤的患部用三棱针或梅花针刺出血,用手挤或火罐拔吸。

在针刺放血时,应将患肢放低,进行针刺后,应用手在上部往下推挤压,以促使毒液排出。

【土方】

当被毒蛇咬伤后,患者可立即用小刀或锐利物划破患肢部位,然后自己迅速用口吸吮或用手挤捏出血。

【古方】

如上肢被咬伤,刺八邪穴出血。下肢被咬伤,刺八风穴,均用粗针或三棱针,梅花针沿手背(足背)横刺出血。

【病例】

冯××,男,30岁。四川省广元市千佛岩农民。

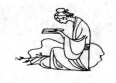

主诉:半月前走夜路被毒蛇咬伤,一直红肿疼痛。

症状:左脚背上红肿,拒按。

诊断:毒蛇咬伤。

治则:消肿泻毒。

治法:用三棱针点刺患部,先用手挤出毒血,然后火罐拔吸10分钟出脓血,术后外用药贴上,一周后红肿消失,疼痛减轻,另配服中药一剂,服后痊愈。

【病例】

钱××,男,42岁,重庆市南岸区弹子石房管所临时工。

主诉:5月前,曾被毛虫咬伤,当时红肿疼痛,经治疗红肿消失,但疼痛至今未减轻。

症状:左脚掌按之疼痛,有一硬块物,无红肿。

诊断:毛虫咬伤。

治则:泄毒镇痛。

治法:在局部用三棱针点刺出血,血为紫黑色,隔5分钟后用火罐再度拔吸出血,血为紫黑色。另外用蚤休磨醋外擦3日,疼痛消失。

八、晕车、晕船

当患者晕车、晕船时,最好闭目休息,意守脚掌趾,不可向窗外观看,以静为主。由于空气不流通引起者,应将患者移至通风处。同时也可采取放血疗法治疗。

【治疗】

人中、足三里,三棱针点刺出血。

大椎,火罐拔吸2分钟。

从印堂→百会→风池,梅花针弹刺出血。

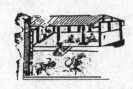
中国民间刺血术

【附方】

1.用三棱针在少商处放血。

2.用梅花针从肘窝→腕关节弹刺。

3.火罐沿脊柱两侧循经走罐3次。

【土方】

手指弯曲,用食、中二指第二指关节蘸水夹弹患者的印堂穴及颈部两侧和背部脊柱两旁的皮肤,直至皮下出现紫红色斑点为止。可用锋利物点刺微出血。

九、煤气中毒

在发现煤气中毒患者时,应立即把患者转移到新鲜空气处,注意保温。如停止呼吸者,应采用人工呼吸等抢救措施。当患者苏醒后可进行针刺放血。

【治疗】

人中、太阳,三棱针点刺放血。

大椎,火罐拔吸15分钟。

脊柱两侧,梅花针弹刺出血。

【附方】

梅花针重刺后颈、头部百会→风池穴、骶骨。

【土方】

用手从患者肩臂抱推至十宣放血。

【古方】

在人中、大椎两穴点刺出血,患者即可苏醒。

十、食物及药物中毒

由于患者误吃了有毒食物、变质食品和有毒药物,产生昏迷,四肢无力,恶心呕吐,应立即进行抢救,最好立即进行催吐,

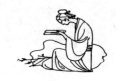

将患者吃进的东西吐出,然后配合服中、西解毒药物。也可采用放血疗法治疗。

【治疗】

十宣、大椎,三棱针刺出血。

腹部,走罐拔吸 10 次。

脊柱、肘窝,梅花针弹刺出血。

【附方】

人中、十宣两穴用三棱针放血。

【古方】

1. 然谷、上巨虚点刺出血。

2. 委中穴,三棱针点刺出血。

第二节　内科刺血

一、中　风

患者平素正气不足,脏腑阴阳失调,肝肾阴虚,肝阳上亢,或情志郁结,饮食不节,脾失健运,痰热聚集。如血随气逆,风痰上扰,上冲于脑,则突然昏迷,为邪中脏腑;如风痰走窜经络,致使气血运行失调,则口眼㖞斜,半身不遂,为邪中经络。虚则补,实则泻。

【治疗】

人中、手十二井穴,三棱针刺出血。

大椎、命门,火罐拔吸 5 分钟。

后颈部、翳风、内关,梅花针弹刺出血。

【附方】

十宣、足三里,三棱针刺出血。

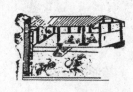

脊柱两侧,火罐循经走罐。

在患侧的有关经脉上沿经叩打,阳经与阴经交替施术。

【土方】

用柳条轻微抽打患侧或脊椎两侧,以肤红为度,然后用锋利物叩刺出微血。此法体弱者隔天1次,体强者每天1次。

【古方】

1.用三棱针刺手十指和十二井穴。

2.用三棱针刺委中、足三里。

刺络拔罐肩髃、环跳。

梅花针弹刺合谷、曲池、阳陵泉、悬钟等穴。

【病例】

甘××,女,49岁。四川省江油县(现江油市)某厂工人。

主诉:一周前突然口眼歪斜,说话不清楚,右半身无力。

症状:口眼向右侧歪斜,面部皮肤麻木,语言失利,口角流涎,半身不遂,舌苔薄白,脉象浮数而弦。

诊断:中风(中经络)。

治则:活血祛风,通经活络。

治法:三棱针点刺患侧,百会、上星、地仓、太阳、少商等穴位。用梅花针弹刺印堂→百会→大椎穴10次,再从印堂→太阳→风池→肩井穴10次。火罐拔吸大椎、命门、肩髃、手心、脚心分别10分钟,另配合服用中药数剂,加强功能锻炼,经9次施术治疗,症状消失,获得治愈。

二、头 痛

头痛是一种自觉症状,由于外感风寒,邪气上犯,寒凝血脉,脉络不通,或感受风热,邪气上扰,或外受湿邪,邪气上侵,或暴怒伤肝,肝失条达,郁而化火,上扰清窍。或饮食劳倦,损伤脾

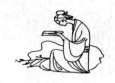

气,脾气不足,不能化生气血,气血亏虚,脑府失去充养等。此外因损伤头部,血瘀于脉络之中也可发病。体虚者配合用药,实证则多泄气血为主。

【治疗】

太阳、百会,三棱针点刺出血。

大椎、风门、肝俞,火罐拔吸 5 分钟。

额前、颈后部,梅花针弹刺出血。

【附方】

列缺、足三里,三棱针点刺出血。

神道、肺俞、脾俞,火罐拔吸 5 分钟。

梅花针沿肘窝横纹与腘窝横纹叩打。

【土方】

1. 在头痛处用针刺出微血,然后用头巾包于额顶部,以避邪风。

2. 用带刺的树条在头痛处进行反复叩打,然后白酒洒在头上进行摩擦,此法镇痛效果好。

【古方】

1. 针刺百会微出血,头痛者立愈。

2. 偏头痛者:梅花针沿印堂→太阳弹刺患侧,微出血。

额顶痛者:梅花针沿印堂→百会→大椎弹刺,微出血。

额后痛者:用梅花针从百会穴分别弹刺至两侧肩井穴,微出血。可在大椎拔罐 5 分钟。

【病例】

曹××,男,46 岁。四川省泸州市工人。

主诉:前天受凉,微觉发冷,昨日起开始头痛。

症状:疼痛位于前额及两侧太阳穴区,有时后枕区亦痛。恶风寒,项背强,苔薄白,脉浮紧。

诊断:头痛(风寒)。

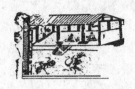

治则:疏风散寒。

治法:三棱针点刺太阳、百会穴出血,疼痛立止。梅花针沿印堂→百会→大椎弹刺,然后推揉此经穴。1日后痊愈。

【病例】

张××,男,43岁。湖南省岳阳市某厂工人。

主诉:前额及两侧头痛一年余,影响工作。

症状:头痛发作较急,病势剧烈,时而恶寒发热,脉浮数。

诊断:风热头痛。

治则:疏风解表。

治法:用梅花针从印堂→百会→大椎;再从印堂→太阳→风池弹刺。然后两指提捏针刺部位微出血。三棱针刺行间,血出为淡红色。火罐拔吸大椎10分钟,另沿脊柱两侧走罐5次。用姜蘸白酒擦揉背部,肤热为度。术后患者汗出,头痛立愈。

三、胃 痛

胃痛即胃脘痛。由于痛近心窝部,民间有称心窝痛,此病多由忧郁,恼怒伤肝,肝气不舒,横逆犯胃,气机阻塞;或气滞日久,造成血脉凝涩,瘀血内结;或脾胃虚弱,阳气不足,中气下陷,内生虚寒,寒凝血脉,脉络不通。此外,过食生冷及湿热虫积等皆可形成。虚则放气,实则刺血。

【治疗】

足三里、膏肓,用三棱针点刺出血。

大椎、脾俞、胃俞,火罐拔吸10分钟。

腰背、胸腹部,梅花针弹刺出血。

【附方】

中脘、太冲,三棱针点刺出血。

中脘、梁门、身柱,火罐拔吸10分钟。

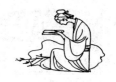

中脘、内关、足三里,梅花针弹刺出血。

【土方】

1.用手蘸酒拍打痛部,肤红为度,用大头针挑刺出血立止。

2.前胸从腹正中线,后背从脊椎线,分别用梅花针由上至下循经叩刺至肚脐和命门。

【病例】

张××,男,28岁。河南省南阳市卧龙岗街工人。

主诉:胃部及胁部反复窜痛6年,今日疼痛更甚。

症状:胃脘胀满,有时痛连胁下,用手按熨感到舒适。时而呃逆,舌苔薄白,脉弦。

诊断:胃脘痛(肝气犯胃)。

治则:疏肝理气。

治法:用三棱针点刺太冲、足三里、少冲、二间出血。梅花针弹刺肝俞、胃俞、中脘区域,然后用火罐拔吸出血。一次治疗后,疼痛立愈。

四、腰　痛

此病多由于年老体弱,或劳累过度,以致肾精亏虚,腰府失养;或居处潮湿;或因跌打损伤,血瘀于脉络;或涉水冒雨,感受寒湿之邪,造成经脉阻滞,气血运行不畅。虚则补气补血,实则泄气泄血。

【治疗】

腰俞、委中,三棱针刺出血。

阳关、阿是穴,火罐拔吸15分钟。

脊柱、腰背部,梅花针弹刺出血。

【附方】

肾俞、腰阳关,三棱针刺出血。

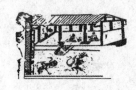

命门、肚脐,火罐拔吸 10 分钟。

腰两侧旁、环跳穴,梅花针弹刺出血。

【土方】

1. 用酒拍打膝窝部,肤红为度,挑刺红点出血。

2. 用树条或软竹条蘸姜水,拍打腰部,然后用大头针点刺出血。

【古方】

昆仑、委中、承山放血,腰痛立止。

【病例】

林××,男,32 岁。贵州省遵义市某厂工人。

主诉:两月前抬重物时,不慎闪腰,当时卧地不起,经各种方法治疗,稍有好转。

症状:弯腰则痛如刺,不得转侧,脉沉涩。

诊断:血瘀腰痛。

治则:活血通络。

治法:用三棱针在委中、阿是穴放血,血为紫黑色。火罐再次拔吸出血,血为紫红色。大椎、命门、环跳、承山火罐拔吸 10 分钟。另外敷药。再煎服加味四物汤。

3 天以后,患者腰痛大减。用梅花针沿腰部弹刺,腰俞、环跳点刺留罐 10 分钟出血。血为紫红色。另用"海马追风膏"加外用散末外贴。一月后患者来信告之病愈。

五、胸　痛

此病分为外感胸痛及内伤胸痛。外感胸痛,多为湿热犯肺;内伤胸痛,多为寒痰壅塞,水饮留积胸胁,心阳不足或心血瘀阻所致。亦有因肝火上犯所致者。虚则顺气宽胸,实则泻血通络。

【治疗】

心俞、膻中,三棱针点刺出血。

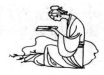

大椎、肺俞,火罐拔吸 10 分钟。

膻中、脊柱,梅花针弹刺出血。

【附方】

肺俞,三棱针点刺出血。

膻中、心俞,火罐拔吸 5 分钟。

足三里、三阴交,梅花针弹刺出血。

【土方】

胸痛用梅花针或大头针顺胸肋弹刺,并进行深呼吸,吸气弹刺。

【古方】

陷谷、期门针刺出血,胸痛立止。

【病例】

王××,女,32 岁。湖北省襄阳县(现襄阳区)古隆中农民。

主诉:有反复胸痛史,这次发病已两天,因感寒而起。

症状:胸部闷痛,有时有针刺样痛,严重时痛至背心,有时也连及肩臂。舌面有紫斑,舌苔薄白,脉略弦。

诊断:胸痛(气滞血瘀)。

治则:化瘀通络,活血理气。

治法:三棱针点刺十宣穴出血,梅花针弹刺心俞、膻中,用火罐拔吸出血。用手指点按内关、外关穴各 1 分钟。走罐法推运胸、背部 10 次,肤红为度,每日施术 1 次,经 3 次治疗,胸痛消失。

六、胁　痛

肝脉布于两胁,七情郁结,肝气失其条达,络脉受阻,经气运行不畅,故发病多胁痛;亦有因经血亏损,血少不能濡养肝络;或因闪挫络脉停瘀等,均可导致胁痛。虚则用药配合,实则泻血补气。

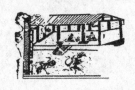
【治疗】

阳陵泉、窍阴,三棱针点刺出血。

辄筋、期门,火罐拔吸 10 分钟。

胸胁痛部,梅花针弹刺出血。

【附方】

肝俞、行间,三棱针点刺出血。

肾俞、期门,火罐拔吸 10 分钟。

脊椎两旁,梅花针弹刺出血。

【土方】

1. 用梅花针弹刺胁痛处,走罐 10 次,然后再弹刺出血。

2. 术者双手指尖分别左右顺胸胁间,由慢到快,由轻到重地推揉,肤红为度,然后大头针点刺红点出血。

【古方】

1. 丰隆、厉兑、支沟等穴用三棱针点刺出血。

2. 陷谷穴三棱针刺出血,胁痛立止。

3. 大椎、肝俞、身柱、阿是穴等。用火罐拔吸 15 分钟。

【病例】

郑××,男,33 岁。家住河南省郑州市二七路纪念堂街。

主诉:胁痛一日,逐渐加剧,有时左右走串不定,以胀痛为主。

症状:两胁下痛甚,伴有胸脘胀闷,有时呃逆,沉闷寡言,不欲饮食,苔薄白,脉弦。

诊断:胁痛(肝气郁结)。

治则:疏肝理气。

治法:用三棱针点刺阳陵泉、陷谷穴,胀痛立止。然后用梅花针弹刺期门、肝俞,加火罐拔吸出血。一次治疗后,病痊愈。

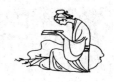

七、腹　痛

腹痛多由暴怒伤肝,肝气郁结,以致腹中气机阻滞;或过吃生冷,寒邪内停,收引脉络;或脾阳不振,寒从中生,凝滞血脉;或因饮食不节,食滞中焦,气机不利等形成。亦有由虫积引起的。肠痈不包括在内。虚则放气,实则刺血。

【治疗】

足三里、厉兑,三棱针刺出血。

大椎、身柱、气海,火罐拔吸 15 分钟。

下腹部、天枢、关元,梅花针弹刺出血。

【附方】

下脘、天枢,三棱针点刺出血。

脾俞、气海、章门,火罐拔吸 15 分钟。

腰背→肚脐,梅花针弹刺 10 次,均出血。

【土方】

1. 用手蘸酒拍打膝窝处,挑刺委中穴。

2. 用手从大腿上方抱推往下至商丘,针刺放血,然后下推至厉兑。

【古方】

1. 点刺神阙、公孙放血,痛立止。

2. 足三里、内庭放血,腹痛止。

【病例】

贺××,女,18 岁。四川省达州蒲家镇农民。

主诉:小肚腹疼痛 5 天,一直不好。

症状:脘腹胀痛,胸闷嗳气,善怒,脉弦苔薄。

诊断:腹痛(血瘀气结)。

治则:理气祛瘀。

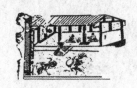

治法:在气海、阿是穴、足三里先用火罐拔吸 10 分钟,然后梅花针弹刺,再次拔罐出血。用手指点按内关、外关、合谷穴 5 分钟。另外贴膏药。服药 3 剂。经治疗 2 次痊愈。

八、痹　证

痹证多因体质素虚,卫外不固,腠理空疏,汗出当风,涉水感寒,久卧湿地等而成。风寒湿邪侵入关节经络,痹阻于血脉,气血运行不畅而成风寒湿痹。有因经络先有蕴热,又遇风寒湿邪侵袭,里热为外邪所郁,气血失于宣通;或因风寒湿邪郁于肌肤脉络之间,留而不去,化成热。行痹、着痹,以放气除寒湿为主。痛痹、热痹,以刺血泻热镇痛为主。

(一)上肢

【治疗】

腕骨、合谷、手三里、尺泽,三棱针点刺出血。

大椎、肩贞,火罐拔吸 15 分钟。

颈部、肘部、腕部,梅花针弹刺出血。

【附方】

曲池、外关、阳溪,三棱针点刺出血。

从肩部向下走罐肤红为度。

四指间放血,用梅花针沿腕弹刺手指。

【土方】

1. 梅花针蘸上药水沿上臂循经弹刺上肢,在患处多重叩。

2. 在肘部、腕部或患处用大头针点刺出血后,白酒擦揉。然后用艾火灸 1 分钟。

3. 梅花针点刺出血后,用姜、艾叶合水擦洗数次。

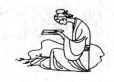

（二）肩背

【治疗】

大椎、肩髃,三棱针点刺出血。

肩外俞、身柱,火罐拔吸 15 分钟。

肩部、脊柱,梅花针弹刺出血。

【附方】

肩井、人中,三棱针点刺出血。

大椎、肩髃,火罐拔吸 15 分钟。

沿肩胛呈圆形弹刺,梅花针弹刺出血。

【土方】

1. 用有刺的枝条抽打患部,肤微出血为度。

2. 用大头针点刺肩髃处,火罐拔吸出血。

（三）腰股

【治疗】

腰俞、委中,三棱针点刺出血。

命门、秩边、殷门,火罐拔吸 20 分钟。

脊柱两侧、患部,梅花针刺出血。

【附方】

八髎、昆仑,三棱针点刺出血。

大椎、环跳,火罐拔吸 15 分钟。

腰部,梅花针刺出血。

【土方】

1. 在膝窝处用大头针刺出血。

2. 在膝窝处用有刺的枝条抽打出血。也可在腰部抽打出血。

3. 火罐在腰、股痛处拔吸 2 分钟,然后针刺火罐拔吸出血。

（四）下肢

【治疗】

厉兑、解溪、阴陵泉，三棱针点刺出血。

承山、涌泉。火罐拔吸 15 分钟。

膝部、踝部，梅花针弹刺出血。

【附方】

丘墟、阴陵泉、昆仑，三棱针点刺出血。

命门、大椎、承山，火罐拔吸 15 分钟。

阿是穴，梅花针弹刺出血。

【土方】

1. 用刺条蘸酒拍打患部，肤红微出血。

2. 术者用手从大腿抱推至脚趾，然后脚趾放血。

【病例】

李××，男，48 岁。重庆某厂工程师。

主诉：双肩关节痛 4~5 个月，经多方治疗，臂仍不能抬举。

症状：上臂局部冷痛，得热则减，手臂不能上举，前后抬举则痛。右侧为甚。

诊断：痛痹（肩周炎）。

治则：温经，通络，镇痛。

治法：①右臂用走罐法来回 10 次，肤红为度。梅花针弹刺阿是穴，另拔罐出血，血为紫红色。在大椎、肩髃穴用三棱针点刺出血，血为紫红色。然后用祖师麻膏药加外用散末贴于痛处。②左臂先用推揉手法，然后用祖师麻膏药加外用散末贴。

经过临床对照，3 天后患者右臂疼痛大减，可以举臂。左臂痛稍减，仍不能举臂。

第二次治疗，双臂皆刺血。梅花针沿肩胛呈圆形弹刺后，顺经络弹刺至手指，用三棱针点刺肩髃、阿是穴出血，血为紫红色。

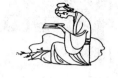

外用祖师麻膏药加散末贴。并嘱患者进行功能锻炼。经 5 次放血治疗,2 个月后回访,患者举臂灵活,基本痊愈。

【病例】

孙××,男,32 岁。陕西耀县城东药王庙农民。

主诉:两膝关节疼痛 1 年余,走路时不得力。

症状:风寒湿邪侵袭四肢,手脚疼痛,酸软无力,喜温怕冷。

诊断:痹证(痛痹)。

治则:活络镇痛。

治法:三棱针刺厉兑、解溪、阴陵泉出血。用梅花针弹刺膝部,火罐拔吸出血。贴外用祖师麻膏药。经 2 次治疗,患者症状全消失。

九、痿　证

此证多因热邪犯肺,耗伤肺津,筋脉失养;或因湿热之邪蕴蒸阳明,筋脉弛缓不用;或久病体虚,房事过度,肝肾精血亏损,筋骨失养所致。虚则补,实则泻。

(一)上肢

【治疗】

腕骨、肩贞,三棱针刺出血。

大椎、肩髃,火罐拔吸 20 分钟。

脊柱两侧、腕部、四手指,梅花针弹刺出血。

【附方】

曲池、大椎,三棱针点刺出血。

身柱、大杼,火罐拔吸 15 分钟。

颈肩部、外关穴,梅花针弹刺出血。

(二)下肢

【治疗】

窍阴、悬钟、足三里,三棱针点刺出血。

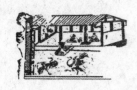

腰俞、命门,火罐拔吸 15 分钟。

阳关、三阴交,梅花针弹刺出血。

【附方】

下巨虚、昆仑,三棱针点刺出血。

环跳、承山,火罐拔吸 15 分钟。

膝部、足踝部,梅花针弹刺出血。

【土方】

背部脊柱由上至下拿提,肤红为度,点刺出血。

【病例】

秦××,男,28 岁。湖北省十堰市某厂工人。

主诉:半年前一场病后,上肢手臂痿软无力。平常心烦意乱。

症状:上肢痿软无力,身重,小便浑浊,胸闷,两手心发热,苔黄腻。

诊断:痿证(湿热浸淫)。

治则:清热利湿。

治法:在大椎、肩贞、腕骨用三棱针点刺出血,梅花针弹刺肩髃和上臂阳经穴(循经)。火罐拔吸颈肩部走罐肤红为度,另配合膏药,患者经 4 次治疗,效果良好。

十、癫　狂

癫狂是属于神志失常的疾病。多因七情所伤,心神不能内守。癫证一般为情志不逐,谋虑太过,积忧久郁,损伤心脾,也可因气郁生痰,蒙蔽心窍所致。狂病多因暴怒,损伤肝胆,气逆化火挟痰,上蒙清窍;或因惊恐,神明不能自守而成。

【治疗】

少商、人中,三棱针点刺出血。

肝俞、大椎,火罐拔吸 15 分钟。

后颈、骶部、内关,梅花针弹刺出血。

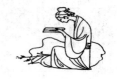

【附方】

百会、十二井,三棱针点刺出血。

膻中、心俞、涌泉,火罐拔吸 20 分钟。

脊柱两侧、头部、行间,梅花针弹刺出血。

【古方】

将患者两大指绑上,然后用三棱针重刺少商穴出血。

【土方】

用针刺长强穴呈"∴"形,然后挤压出血。

十一、眩 晕

此证多因肝肾阴虚,肝阳上亢;或脾失健运,内生痰湿,阻遏清阳;或先天不足,劳伤过度,导致肾精亏损,精不生髓,脑府失充,或久病耗伤血气,或脾胃虚弱,导致气血两亏,气血不能上荣脑府等形成。虚则补气养血,实则泻血放气。

【治疗】

百会、太阳,三棱针刺出血。

大椎、心俞、肝俞,火罐拔吸 15 分钟。

大椎→风池,梅花针弹刺出血。

【附方】

足三里、商丘、太冲,三棱针刺出血。

身柱、神道、肾俞,火罐拔吸 15 分钟。

脊柱两侧用梅花针弹刺。

【土方】

1. 人中、十宣放血。

2. 用手从肘部推至少商处放血。

【古方】

在印堂、太阳、百会穴放血,治疗眩晕。

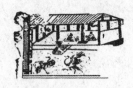
【病例】

曾××,女,40岁。重庆市合川县(现合川区)东渡农民。

主诉:头晕眼花耳鸣已7天,看见房屋旋转,不敢睁目,不敢走动。

症状:头部胀痛,眩晕耳鸣,口干苦,心烦多梦,舌红苔黄,脉象弦数。

诊断:眩晕(肝阳上亢)。

治则:泻热息风,平肝潜阳。

治法:用三棱针点刺百会、太阳、十宣放血。用梅花针弹刺脊柱两侧。火罐拔吸大椎、心俞、肝俞。配合服中草药。患者经5次治疗,症状消失。

十二、心 悸

此证多因忧虑过度,饮食不节,损伤脾胃;或因突然受惊恐,致心神不安;或因失血过多和病后血气未复,致使气血不足,心失所养;或因痰火内扰,以致心气被阻;或因心阳不振,水停心下;此外尚有肾阴亏损,阴虚火旺等引起。虚则用补,实则宜泻。

【治疗】

心俞、神门,三棱针点刺出血。

脊柱两侧,火罐拔吸走罐10次。

内关、膻中,梅花针弹刺出血。

【附方】

足三里、三阴交,三棱针挑刺出血。

大椎、中脘,火罐拔吸15分钟。

脊柱两侧,梅花针弹刺出血。

【土方】

在十宣处连续用大头针点刺出血,由轻到重。

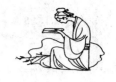

【古方】

1. 在心俞处挑刺出血,三阴交用梅花针弹刺。

2. 神门、少冲、然谷、阳陵泉等穴,点刺出血。

十三、不 寐

此证多因思虑劳倦,脾气受损,生化不足,心血亏耗,心神失养;或因房劳伤肾,心肾不交,神志不宁;或因情志抑郁,心神不安等多种因素导致而成。虚则益气补血,实则放血活气。

【治疗】

神门、行间,三棱针点刺出血。

大椎、神道、中脘,火罐拔吸15分钟。

脊柱两侧、骶部、头部,梅花针弹刺出血。

【附方】

窍阴、百会,三棱针点刺出血。

身柱、心俞、肾俞,火罐拔吸15分钟。

大椎、中脘、关元,梅花针弹刺出血。

【土方】

1. 用梅花针在头部循经弹刺,隔日1次。

2. 用三棱针在足三里处挑刺出血。

【病例】

康××,男,36岁。四川省仪陇县金城镇农民。

主诉:失眠数月,胃脘部胀气不舒,干呕,大便不好。

症状:失眠,胃脘不适,肠鸣腹胀,食纳减退,大便失调,脉弦滑,舌苔白腻。

诊断:不寐(胃气失和)。

治则:和胃安神。

治法:在神门、行间穴用三棱针点刺出血。

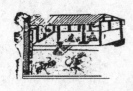
梅花针在头部循经弹刺。火罐拔吸足三里、大椎、中脘、肾俞穴各10分钟。另外,早服保和丸,晚服香砂养胃丸。患者治疗半月后痊愈。

十四、感　冒

感冒俗称伤风,多因正气不足,感受风寒或风热等邪气所致。邪气侵袭机体,多以表皮或口鼻而入,使胃气失宣或肺气不利,出现邪气束表或邪气犯肺等症状。寒则放气拔罐,热则刺络放血。

【治疗】

少商、太阳,三棱针点刺出血。

肺俞、大椎,火罐拔吸15分钟。

沿肺经叩打,梅花针弹刺出血。

【附方】

大椎、百会,三棱针点刺出血。

中府、大椎,火罐拔吸15分钟。

膀胱经脉,梅花针弹刺出血。

【土方】

1.用姜蘸菜油在患者背部抱刮肤红,或挑刺出血。

2.用酒擦于肺部(肺俞穴),肤红为度,大头针挑刺出血。

3.用梅花针弹刺脊柱两侧、肘窝,大小鱼际、鼻部、风池、合谷、曲池、迎香穴等出血。

【古方】

1.大椎穴挑刺出血,然后火罐拔吸。

2.然谷穴三棱针点刺出血。

【病例】

唐××,男,34岁。四川省内江市火车站工人。

主诉:受凉2日,鼻塞、头痛、流涕、全身不适。

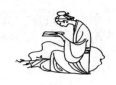

症状:鼻塞流涕,全身不适,发热,口干咽痛,微咳无痰,面赤,舌淡苔薄白,脉象浮数。

诊断:感冒。

治则:解表祛邪,疏通经络。

治法:用三棱针点刺少商、太阳出血,梅花针弹刺大椎、肺俞,然后拔罐出血。最后用走罐,顺脊柱两侧走罐10次,肤红为度。温灸大椎、命门、合谷5分钟。患者治疗1次即愈。

十五、咳　嗽

咳嗽为肺脏的常见病证,其致病原因有两方面:一为外感风寒或风热之邪,从口鼻及皮毛而入,致肺气壅遏不宣,清肃之令失常;二为其他脏腑有病影响及肺,或七情所伤郁久化火,肺中燥热或脾虚生痰,上壅于肺而成。虚则用药,实则刺血放气。

【治疗】

太冲、肺俞,三棱针点刺出血。

大椎、膻中,火罐拔吸15分钟。

颈部气管两侧、中脘、内关、太渊等穴,梅花针弹刺。

【附方】

少商、丰隆、风门,三棱针点刺出血。

肺俞,火罐拔吸15分钟。

后颈、胸、背、腰部,梅花针弹刺出血。

【土方】

在肺俞、膻中穴点刺拔罐出血。

【古方】

1. 针刺列缺、少商出血。

2. 梅花针沿肺经叩打出血。

【病例】

赵××,男,61岁。四川省某铁厂退休工人。

主诉:发热,咳嗽,流涕,服4日药后咳嗽仍不止,咳时胸部隐痛。

症状:咳嗽不止,面红,口干发热,舌红苔黄薄,脉沉数。

诊断:热咳。

治则:清热祛邪、宣肺止咳。

治法:在太冲、少商、丰隆穴用三棱针放血。用梅花针在大椎、肺俞、膻中等穴弹刺后火罐拔吸出血。患者经4次治疗痊愈。

十六、哮 喘

此证可分虚实两类。虚证,主要指肺、肾。由于肺气虚,气无所主,则肃降失权。肾气虚,下元不固,则气失摄纳。实证,多由外感风寒或风热之邪,邪气犯肺,则宣降失职;或因饮食不节,脾失健运,积湿生痰,痰浊犯肺而成。虚则补气,实则刺血。

【治疗】

列缺、肺俞,三棱针点刺出血。

大椎、中府,火罐拔吸15分钟。

脊柱两侧、胸、背、腰胁部,梅花针弹刺出血。

【附方】

膻中、丰隆,三棱针点刺出血。

身柱、膏肓、中脘,火罐拔吸15分钟。

颌下、气管两侧、膻中,梅花针弹刺出血。

【土方】

在华盖、膻中穴用手指点揉200次,然后大头针点刺出血。

【古方】

在肺俞、天突穴上挑刺出血。

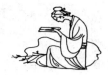

十七、呕　吐

此证多为忧郁恼怒伤肝,肝气犯胃,导致胃气上逆;或饮食不节,食滞中脘,胃失和降;或久病脾胃虚弱;或胃阴不足,胃纳失常;或因寒热之邪犯胃,胃气失和等形成。虚者宜补气为主,实则宜泻,刺血为主。虚实兼顾,配合药治。

【治疗】

足三里、公孙,三棱针点刺出血。

中脘、胃俞,火罐拔吸 15 分钟。

腹部任脉,梅花针弹刺出血。

【附方】

大椎、脾俞,三棱针点刺出血。

天枢、下脘,火罐拔吸 15 分钟。

足阳明胃经、内关、合谷,梅花针弹刺出血。

【土方】

用大头针或三棱针点刺承浆穴出血(点刺后双手挤捏出血)。

【古方】

在金津、玉液穴放血。

十八、吐　血

此证多为脾、胃、肝三经阴阳不合所致。由于胃热过甚,血浮于上,或思虑伤脾,不能统血;或暴怒伤肝,血随气逆等而成。用放血疗法治吐血,主要以泻胃热,平肝怒为主。血不可多出。虚则补,实则泻。

【治疗】

内庭、胃俞,三棱针点刺出血。

第五章　常见病刺血验方

膈俞、期门,火罐拔吸 15 分钟。

脊柱两侧,梅花针弹刺出血。

【附方】

厉兑、丰隆,三棱针点刺出血。

大椎、肝俞,火罐拔吸 15 分钟。

颈部、足三里、合谷、内关,梅花针弹刺出血。

【古方】

在厉兑、足三里、胃俞等穴挑刺出血。

十九、泄 泻

此病多因感受风寒湿热之邪,或饮食不慎,或因脾胃虚寒和肾阳不振等所致。虚则少放血,实则多泄血。另配合服中、西药治疗。

【治疗】

曲池、内庭、人中,三棱针点刺出血。

大椎、肝俞、脾俞,火罐拔吸 15 分钟。

足三里、三阴交、内关,梅花针弹刺出血。

【附方】

二间、上巨虚,三棱针点刺出血。

身柱、胃俞、中脘,火罐拔吸 15 分钟。

脊柱两旁、下腹部,梅花针弹刺出血。

【土方】

用针点刺脐中四边穴出血。

【古方】

1. 用三棱针点刺长强穴出血。

2. 火罐拔吸脐中 15 分钟,然后用针点刺出血。

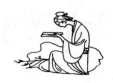

二十、黄　疸

此证多为外感时邪,饮食不节,损伤肝、胆、脾、胃的机能,以致湿邪停留或湿热蕴积而成。病性偏于热者为阳黄;偏于寒者为阴黄。寒者多拔罐,热者多泻血。

【治疗】

行间、胆俞,三棱针点刺出血。

大椎、肝俞、期门,火罐拔吸 15 分钟。

胸胁部,梅花针弹刺出血。

【附方】

肝俞、太冲,三棱针点刺出血。

身柱、胆俞、脾俞,火罐拔吸 15 分钟。

足三里、大椎、合谷,梅花针弹刺出血。

【土方】

在颈后部,用梅花针挑刺出血,然后加上 3 个火罐拔吸再次出血。

【古方】

1. 在颊里穴处用三棱针点刺出血。

2. 在百劳、足三里、中脘等穴挑刺出血。

3. 用三棱针在脾俞穴上挑刺出血。

二十一、阳　痿

此证多因早婚纵欲,房事过度,肾气亏损,以致命门火衰,精气虚竭;或因恐惧伤肾,均能导致阳痿。虚则宜补,实则宜泻。

【治疗】

肾俞、复溜,三棱针点刺出血。

关元、膀胱俞,火罐拔吸 15 分钟。

腰背、腹股沟,梅花针弹刺出血。

【附方】

三阴交、命门,三棱针点刺出血。

肾俞、气海,火罐拔吸 15 分钟。

下腹部、三阴交、关元穴,梅花针弹刺出血。

【土方】

用梅花针弹刺腹股沟内侧出血。

【古方】

1. 在然谷穴放血。

2. 在大赫穴挑刺出血,然后拔罐 5 分钟。

二十二、疟　疾

疟疾俗称为打摆子,多发于夏秋季节。因感受风寒暑湿等邪,伏于半表半里,营卫相搏,正邪交争而发病。如久疟未愈,反复发作,耗伤气血,痰凝结于胁下,形成疟母。

【治疗】

陶道、阳辅,三棱针点刺出血。

大椎,火罐拔吸 15 分钟。

脊柱两侧,梅花针弹刺出血。

【附方】

后溪、大椎,三棱针点刺出血。

背部,火罐走罐拔吸 20 次。

曲池、合谷、间使,梅花针弹刺出血。

【土方】

用粗缝衣针挑背部红点出血。

【古方】

1. 用三棱针刺十宣出血。

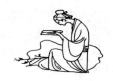

2.用三棱针选刺十二井穴出血。

第三节　妇科刺血

一、月经不调

月经不调,是指月经的周期、经量、经色等有了改变,并且出现其他症状。此证多因愤怒郁结,思虑过度,损伤肝、脾、冲、任四脉,或气血虚弱,寒热之邪客于血分等所致。常见症状有经期超前、退后,或无定期。虚则多放气,实则多泻血。

【治疗】

三阴交、太冲,三棱针点刺出血。

天枢、肾俞,火罐拔吸 15 分钟。

脊柱两侧,梅花针弹刺出血。

【附方】

行间、肝俞,三棱针点刺出血。

期门、大椎,火罐拔吸 15 分钟。

关元、足三里、间使,梅花针弹刺出血。

【古方】

用梅花针弹刺天枢、石门、照海等穴。

二、痛　经

痛经即是经期腹痛,以经期或行经前后小腹疼痛为主要症状。多因行经期感受寒邪,客于胞宫、凝滞经脉,经行受阻而痛;或因精神紧张,抑郁暴怒,气滞经行不畅而痛;或因平素体虚,大病、久病之后,气血不足,以致血海空虚,胞脉失养,运行无力,以致痛经。虚则用药,实则泄气血。

【治疗】

太冲、大敦,三棱针点刺出血。

大椎、关元、中极,火罐拔吸 10 分钟。

胸腰背部、腹股沟,梅花针弹刺出血。

【附方】

行间、三阴交,三棱针点刺出血。

膈俞、肝俞、天枢,火罐拔吸 10 分钟。

气海、三阴交、期门,梅花针弹刺出血。

【土方】

在阿是穴上用梅花针弹刺出血。

【古方】

在地机、次髎 2 穴处挑刺放血。

【病例】

周××,女,34 岁。贵州省贵阳市乌当区某公社干部。

主诉:经期不正常已半年多。近 2 个月,月经来时小腹急痛。

症状:行经不畅,平时心烦善怒,胸闷。经前小腹胀痛,拒按。腰部隐隐作胀,舌色青紫,脉沉涩。

诊断:血瘀痛经。

治则:活血化瘀,行气止痛。

治法:用三棱针在太冲、行间放血,血为鲜红色。梅花针在关元、中极弹刺,火罐拔吸 15 分钟出血,血为紫红色。然后用姜蘸酒擦揉关元、腰俞、大椎。另用狗皮膏加外用散末贴于关元、腰俞穴。内服膈下逐瘀汤 5 剂。并嘱患者用灸条在痛处每日早晚各灸 5 分钟。第二次行经时,患者症状消失,病告痊愈。

三、崩　漏

崩漏病是以妇女的经血妄行,量多且非时而下为主证。多因

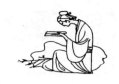

情志不遂,肝气郁结,日久化火,邪热迫血妄行;或因房劳过度,损伤肾气,以致冲、任不固;或因饮食不节,思虑过度,伤及脾气,脾虚失于统摄。亦有因胞宫血瘀等形成者。虚则补,实则泻。

【治疗】

三阴交、太冲,三棱针点刺出血。

脊柱两侧,走罐拔吸 10 次。

腹股沟,梅花针弹刺出血。

【附方】

隐白、足三里,三棱针点刺出血。

大椎,火罐拔吸 15 分钟。

骶部、三阴交,梅花针弹刺出血。

【古方】

1. 百会、水泉用三棱针点刺出血。

2. 血海、水泉用梅花针弹刺出血。

四、滞　产

此证多因初产精神紧张,或临盆过早,致羊水早破,下血过多;或因体弱气血不足而引起。可用药配合治疗。

【治疗】

至阴、三阴交,三棱针点刺出血。

大椎,火罐拔吸 15 分钟。

脊柱两侧,梅花针弹刺出血。

【附方】

太冲、至阴,三棱针点刺出血。

身柱,火罐拔吸 15 分钟。

合谷、昆仑、足三里,梅花针弹刺出血。

【古方】

1. 在独阴穴上用三棱针点刺出血。

2. 梅花针弹刺肩井穴出血。

五、恶　阻

此证多因受孕以后,月经停止,以致肝经郁热,气逆于上;或孕妇素有内热,加之受孕之后热壅于胃,造成胃气上逆;或孕妇肾阴不足,虚阳上浮;亦有因脾胃虚弱,痰湿内停而引起者。虚则放气为主,实则泻血为主。

【治疗】

三阴交、至阴、承浆,三棱针点刺出血。

肝俞、期门,火罐拔吸 15 分钟。

大椎、命门,梅花针弹刺出血。

【附方】

太冲、行间,三棱针点刺出血。

胃俞、中脘,火罐拔吸 15 分钟。

足三里、内关,梅花针弹刺出血。

【土方】

用大头针点刺金津、玉液出血,轻者每日 1 次,重者每日 2 次。

【古方】

在厉兑、公孙穴放血。

六、产后血晕

此证多为妇女产后失血过多,或产妇妊娠期身体虚弱,气血不足,分娩时精神疲倦,以致气血不能上奉而成。虚则用药、放气,实则泻血、顺气。

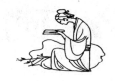

【治疗】

人中、百会,三棱针点刺出血。

脾俞,火罐拔吸 10 分钟。

脊柱两侧,梅花针弹刺出血。

【附方】

中冲、足三里,三棱针点刺出血。

章门,火罐拔吸 10 分钟。

大椎、丰隆,梅花针弹刺出血。

【土方】

用梅花针或大头针叩刺患者两眉出血。

【古方】

在太阳穴突出处用三棱针放血。

【病例】

蒋××,女,27 岁。四川省万州市某招待所职工。

主诉:产后 8 个月一直头痛。

症状:体虚气弱,分娩时精神疲倦,头痛,头晕,脉弱。

诊断:产后血晕。

治则:补气固脱。

治法:用梅花针轻叩人中、百会、中冲、丰隆等穴,然后提拿出血。用火罐拔吸命门 10 分钟,内服中药 3 剂。7 天后,患者基本痊愈。

七、乳　少

由于产妇身体素弱,或因临产失血过多而致气血不足,不能生化乳汁者属虚;如由情志失调,气机不畅,经脉壅滞,而致乳汁不行者属实。虚则补,实则泻。

【治疗】

少泽、足三里,三棱针点刺出血。

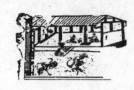
期门、大椎,火罐拔吸 15 分钟。

脊柱两侧,梅花针弹刺出血。

【附方】

太白、太冲,三棱针点刺出血。

膻中、脾俞,火罐拔吸 15 分钟。

任脉、足少阴肾经,梅花针循经弹刺出血。

【古方】

在膻中、少泽、太冲等穴点刺微出血。

【土方】

用梅花针弹刺乳根穴。

【病例】

钟××,女,29 岁。四川省宜宾市东大街某商店职工。

主诉:3 个月前因生女孩,跟家里吵了几次架,后来乳汁少,乳房渐次红肿胀痛。

症状:两乳红肿胀痛,情志失调,气机不畅,经脉壅滞。

诊断:乳少。

治则:通乳活络。

治法:用梅花针在乳房下方弹刺出血,火罐拔吸期门、大椎、肝俞等穴,配合服中药 3 剂,经 3 次治疗,患者乳汁正常,胀痛消失。

八、脏 躁

多为平素喜怒,肝气郁结,日久化火,上扰神明,或因思虑伤脾,脾不运化,造成心血不足,以致心脾两虚;或内有痰热,上扰神明等所致。虚则行气刺络拔罐,实则活血泻血。

【治疗】

大敦、百会,三棱针点刺出血。

大椎、身柱,火罐拔吸 10 分钟。

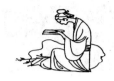

脊柱两侧、胸胁部,梅花针弹刺出血。

【附方】

太冲、行间、少冲,三棱针点刺出血。

肝俞、期门,火罐拔吸 10 分钟。

心俞、足三里、丰隆,梅花针弹刺出血。

【土方】

在少冲穴处放血。

【古方】

用三棱针挑刺或点刺百会、人中穴。

【病例】

龚××,女,42 岁。湖北省武汉市某钢铁厂干部。

来人代诉:爱发脾气,睡眠不好已 4 年余。

症状:哭笑无常,精神抑郁,心烦易怒,胁痛腹胀,口苦、大便干,小便黄,舌红,脉弦数。

诊断:脏躁。

治则:疏肝解郁,养血安神。

治法:用三棱针点刺太冲、百会穴,两指提捏此穴出血;梅花针弹刺肝俞、期门、大椎,加火罐拔吸 10 分钟出血。血为鲜红色。另服中草药:甘草 15 克,大过路黄 3 克,大枣 30 克,花脸晕药 30 克,石菖蒲 15 克,石枣子 30 克,浮小麦 30 克。

患者经 3 次放血,服 20 余剂药,1 个月后病愈。

第四节　儿科刺血

一、小儿发热

此证多为小儿感受风寒,邪气束表,肺失宣达;或饮食不节,贪食过多,食积内停,蕴积化热等因素致成。虚则补,实则泻。

【治疗】

商阳、关冲,三棱针点刺出血。

大椎,火罐拔吸 5 分钟。

手太阴肺经,梅花针循经叩打。

【附方】

太白、厉兑,三棱针点刺出血。

中脘、肺俞,火罐拔吸 5 分钟。

任脉、足阳明胃经,梅花针循经弹刺。

【土方】

用三棱针或大头针刺四缝出血(点刺四缝穴处的静脉)。

【古方】

1.用三棱针点刺手十井(少商、商阳、中冲、关冲、少泽双侧)出血。

2.梅花针可轻微弹刺内关、足三里出血,治小儿发热不思饮食者。

3.治小儿发热兼便秘者,用三棱针点刺人中、照海出血。

【病例】

刘××,女,5 岁。家住四川省巴中县(现巴中市)。

父母代诉:几天来发高烧一直未退,食欲也不好。

症状:发热恶寒,无汗,鼻塞,咳嗽流涕,头痛,苔白,脉浮。

诊断:小儿发热。

治则:解表清热。

治法:用三棱针分别点刺少商、商阳、中冲、关冲、少泽、四缝穴,以速刺使其出血。患者经 2 次治疗后发热减退。

二、急惊风

小儿属骄阳之体,易受外邪,每因外感风寒之邪入里化热生风,或因痰热,或受惊恐而成,出现四肢抽搐、口噤、角弓反张等症状。因发病迅速,症情急暴,故称急惊风,多见于3周岁以下小儿。

【治疗】

十宣、人中,三棱针刺出血。

大椎,火罐拔吸10分钟。

肘窝、膝窝,梅花针弹刺出血。

【附方】

百会、印堂,三棱针点刺出血。

膻中,火罐拔吸10分钟。

大椎、合谷,梅花针弹刺出血。

【土方】

用大头针点刺人中、大椎穴,然后用两指拿提出血。

【古方】

1. 用三棱针点刺人中、十宣、涌泉出血。

2. 用梅花针弹刺阴陵泉、太冲、大椎等穴出血。

【病例】

何××,男,3岁。家住成都市武侯祠大街。

家长代诉:昨日开始发热,今晨病势加重,出现抽风。

症状:双目上视,壮热神昏,口噤不开,继则四肢抽搐,面色青紫,便秘溲赤,脉浮数。

诊断:急惊风。

治则:清热、息风、开窍。

治法:用细三棱针点刺十宣,梅花针弹刺脊柱两侧出血,血为鲜红色。刺后病势缓解,再配合中药治疗。处方:钩藤10克,丹皮

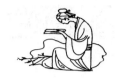

5 克,川连 2 克,金银花 13 克,连翘 15 克,石膏 10 克,知母 5 克,甘草 3 克,麦门冬 6 克,地龙 5 克。患者服药 2 剂后,热解病愈。

三、慢惊风

小儿慢惊风多因体虚或大病之后,脾胃受损,土虚木盛,虚风内动;或因急惊风延及日久,转化而来,出现抽风,形瘦,腹泻等症状,多见 3 岁以下小儿。

【治疗】

行间、足三里,三棱针点刺出血。

大椎,火罐拔吸 5 分钟。

脊柱两侧,梅花针弹刺出血。

【附方】

百会、大椎,三棱针点刺出血。

天枢、气海,气罐拔吸 5 分钟。

章门、内关、肝俞,梅花针弹刺出血。

【土方】

用大头针蘸酒点刺肘窝出血。

【古方】

在神道穴用三棱针挑刺出血。

【病例】

石××,女,3 岁。

父母代诉:4 个月来精神不振,食欲减退,昏睡时间长,时抽动。

症状:肢体消瘦,精神不振,昏睡露睛,颈项强直,四肢厥逆,脉沉无力,指纹青淡。

诊断:慢惊风。

治则:平肝息风健脾。

治法:梅花针弹刺大椎、脊柱两侧,手捏提出血。细三棱针

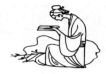

点刺行间,大都穴出血。另用温灸尺泽、神道。患者经 2 次治疗,病痊愈。

四、脐 风

由于断脐时不慎,毒邪侵入经络,以致肝风内动,促成脐风。

【治疗】

百会、人中,三棱针点刺出血。

大椎,火罐拔吸 2 分钟。

承山、颊车,梅花针弹刺出血。

【附方】

少商、中冲、大椎,三棱针点刺出血。

命门,火罐拔吸 2 分钟。

曲池、昆仑,梅花针弹刺出血。

【土方】

在鼻侧从上斜下隆起处,辨色暗黄,按之坚硬拘急,用大头针刺出黄水,隔日再刺。

【古方】

1. 在印堂穴用三棱针点刺出血。

2. 用三棱针点刺神阙穴,挤出黄水。

【病例】

周××,男,婴儿。家住贵州省遵义市茅草铺。

父母代诉:出生后 6 天,突然发现四肢很冷,昏迷不醒,抽搐。

症状:胸满腹胀,牙关紧闭,角弓反张,身热抽搐,口吐白沫,两目上视,舌青,指纹紫。

诊断:脐风。

治则:祛风镇痉。

治法:用三棱针点刺印堂稍下处。此点其色暗黄,按之坚硬拘急,刺后黄水涌出。又向上斜刺人中入 1 分许,10 分钟后症状减轻,然后用针刺大椎、少商、中冲。术后症状消失。复用麝香少许和陈艾绒敷脐。半月后随访,小儿健康。

五、吐 泻

小儿由于食乳不节,食滞内停,或外感寒湿之邪,以致胃失和降,脾失健运或脾胃虚弱,升降失常等引起。

【治疗】

商阳、公孙,三棱针点刺出血。

胃俞、中脘,火罐拔吸 5 分钟。

足阳明胃经,梅花针弹刺出血。

【附方】

冲阳、足三里,三棱针点刺出血。

天枢、大椎,火罐拔吸 5 分钟。

风池、合谷、内关,梅花针弹刺出血。

【古方】

用三棱针在厉兑、二间、大肠俞等穴上点刺出血。

六、疳 积

此证多因饮食不节,断乳过早,病后失调,药物攻伐太过,以及虫积等因素,使脾胃受伤,津液枯涸,不能消磨水谷,久之积滞生热,因热成疳所致。

【治疗】

四缝、鱼际,三棱针点刺出血。

上脘,火罐拔吸 10 分钟。

脊柱两侧,梅花针弹刺出血。

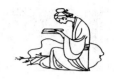

【附方】

足三里、厉兑,三棱针点刺出血。

胃俞,火罐拔吸 10 分钟。

内关、大椎,梅花针弹刺出血。

【土方】

在食、中、无名指、小指中节横纹中(分上四缝、下四缝),用大头针或三棱针挑刺出黄色液体,每日 1 次。

【古方】

1. 在四缝处放血。

2. 用三棱针点刺冲阳、公孙出血。

【病例】

谢××,男,5 岁。家住重庆市南桐矿区。

父母代诉:食欲不好 2 年多,爱吃零食,易感冒。

症状:厌食,多汗,面黄肌瘦,腹满,肚脐周痛,头发枯燥。

诊断:小儿疳积。

治则:①用三棱针挑刺四缝穴(约一颗米粒深),挤出白黄色黏液。②内服:鸡矢藤 15 克,鸡内金 5 克,胡黄连 6 克,槟榔 10 克,乌梅 6 克,白芍 10 克,砂仁 3 克,甘草 6 克。

挑刺 2 次,服药 15 天。1 周后患者食量明显增加,半月后饮食达到正常儿童水平。1 个月后患者症状消失,体重增加 1.5 千克。

七、小儿麻痹

本病主要因感受暑湿时邪,滞留经络,湿热郁蒸,耗伤津液,气血不能通达四肢,筋脉失养而成。

【治疗】

十宣、曲池,三棱针点刺出血。

大椎,火罐拔吸 15 分钟。

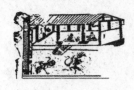

患肢部、后颈、背部,梅花针弹刺出血。

【附方】

解溪、足三里,三棱针点刺出血。

命门、中脘,火罐拔吸 10 分钟。

阴陵泉、环跳、腰腹部,梅花针弹刺出血。

【土方】

1. 在患肢部位循经用梅花针叩刺出血。

2. 先在四肢用手从上至下推至手指、足趾,然后用大头针在指尖放血。

【病例】

王××,男,6 岁。家住云南省昆明市圆通寺街。

父母代诉:发现右手右脚变形已 3 月余,医院诊断为小儿麻痹后遗症。

症状:右手、脚萎缩,无力,苔白,脉细。

诊断:小儿麻痹。

治则:通经活络。

治法:梅花针沿患侧经脉弹刺,然后两指拿提出血,用三棱针点刺十宣、十王穴出血,并嘱家长加强小儿功能锻炼。经 7 次刺血后,效果十分明显,后 2 个月来信诉,患者症状基本消除。

第五节　五官科刺血

一、目赤痛

目赤痛民间称火眼、风热眼等。多因外感风热,郁而不宣;或因肝胆火盛,循经上扰,致经脉闭阻,血壅气滞而发。

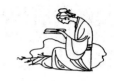

【治疗】

太冲、太阳,三棱针点刺出血。

大椎、肝俞,火罐拔吸 15 分钟。

风池,梅花针弹刺出血。

【附方】

上星、少商,三棱针点刺出血。

身柱、胆俞,火罐拔吸 15 分钟。

腹部、太阳、合谷,梅花针弹刺出血。

【土方】

1. 用梅花针轻微弹刺眼圈部、拿提出血。

2. 用大头针或三棱针挑刺耳尖穴出血。

【古方】

1. 用三棱针点刺内迎香出血。

2. 用三棱针在攒竹、丝竹空、睛明等穴处放血。

【病例】

陶××,女,34 岁。重庆市水土镇某机械厂工人。

主诉:双眼肿痛,心烦意乱,周身不适 1 年。

症状:目赤肿痛,面红心烦,口苦,大便干,小便黄赤,舌红,脉弦数。

诊断:目赤痛(肝胆火盛型)。

治则:清肝泻火。

治法:用细三棱针尖挑耳尖穴挤出血,在大椎穴用梅花针弹刺后拔罐出血,第二次在内迎香穴放血,患者经 3 次治疗痊愈。

【病例】

姚××,男,37 岁。陕西省西安市某印刷厂工人。

主诉:几日前双眼红肿疼痛,用四环素眼膏和其他眼药水,但不见效。

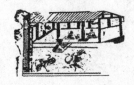

症状:目赤肿痛,面红心烦,口苦,大便干,小便黄赤,舌红,脉弦数。

诊断:目赤肿痛。

治则:清肝泻火。

治法:第一次用三棱针点刺耳尖穴出血,血为紫红色。第二次用三棱针点刺太冲、太阳出血,血为鲜红色,在大椎、肝俞火罐拔吸15分钟。经两次针刺出血后,患者眼疾痊愈。

二、目 翳

此症多因风热上壅,或肝虚不能上滋于目,或肝经积热,邪火上炎等所致。

【治疗】

睛明、太阳,三棱针点刺出血。

肺俞、中府,火罐拔吸15分钟。

眼周部,梅花针弹刺出血。

【附方】

攒竹、大敦,三棱针点刺出血。

肝俞、大椎,火罐拔吸15分钟。

脊柱两侧、行间,梅花针弹刺出血。

【土方】

1. 在大敦穴上用三棱针点刺出血,然后用手指从膝关推揉此穴出血。

2. 用梅花针弹刺后颈部和大椎穴出血。

【古方】

在中冲、少泽2穴处针刺出血。

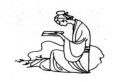

三、耳鸣、耳聋

此证多因肝胆之火上逆,致使少阳经经气闭阻;或因外感风邪,壅遏清窍;或因肾气虚衰,精气不能上达于耳所致。虚则补,实则泻。

【治疗】

中渚、侠溪,三棱针点刺出血。

肝俞、大椎,火罐拔吸15分钟。

翳风、角孙、瘛脉,梅花针弹刺出血。

【附方】

太冲、丘墟,三棱针点刺出血。

胆俞、身柱,火罐拔吸15分钟。

关元、外关、合谷,梅花针弹刺出血。

【土方】

1. 在中渚穴用三棱针或大头针点刺出血。

2. 用梅花针在颔厌、悬厘上弹刺出血。

【古方】

在百会穴、后溪、昆仑、听会等穴上用三棱针点刺出血。

四、聋哑证

此证除先天性外,多由于急性热病后,或患耳疾所引起。如听力尚未完全丧失者,用针刺放血疗法有效。

【治疗】

中渚、百会,三棱针点刺出血。

大椎、肝俞,火罐拔吸15分钟。

耳部、颈部,梅花针弹刺出血。

【附方】

哑门、听会、足临泣、行间,三棱针点刺出血。

飞扬、膈俞,火罐拔吸 15 分钟。

足三里、曲池、内关、外关,梅花针弹刺出血。

【土方】

1. 用三棱针点刺金津、玉液、百会、颅息等穴出血。

2. 用三棱针点刺太冲、复溜、廉泉等穴出血。

3. 用梅花针从印堂→百会→大椎循头顶正中线叩刺出血。

五、鼻 塞

此证多因外感风寒之邪,鼻塞不通,以致肺气不宣所致。并伴有发热恶寒,头痛颈强,流涕等症状。

【治疗】

上星、迎香,三棱针点刺出血。

肺俞、大椎,火罐拔吸 15 分钟。

脊柱两侧,梅花针弹刺出血。

【附方】

尺泽、偏历,三棱针点刺出血。

身柱、风门,火罐拔吸 15 分钟。

风池、合谷、列缺,梅花针弹刺出血。

【土方】

1. 用三棱针点刺大椎穴出血。

2. 用三棱针点刺迎香穴出血。

【古方】

1. 用三棱针点刺内迎香出血。

2. 用梅花针弹刺脊柱两侧,然后火罐拔吸出血。

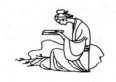

【病例】

李××,女,41 岁。湖南省长沙市工人。

主诉:感冒 2 日,一直头昏痛、鼻塞。

症状:鼻塞不通,头痛项强,苔薄白,脉浮紧。

诊断:鼻塞。

治则:祛邪宣肺。

治法:用两指点按迎香 5 分钟,用细三棱针点刺内迎香出血。用梅花针弹刺大椎、肺俞穴,配合拔罐吸血。患者经 2 次治疗,病痊愈。

六、鼻　渊

此证多因风寒袭肺,蕴而化热,肺气失宣,清肃失常,客邪上干清道,壅于鼻窍,则发为鼻渊。

【治疗】

印堂、迎香,三棱针点刺出血。

大椎、肺俞,火罐拔吸 15 分钟。

脊柱两侧,梅花针弹刺出血。

【附方】

上星、太冲,三棱针点刺出血。

身柱、大杼,火罐拔吸 15 分钟。

风池、合谷、迎香,梅花针弹刺出血。

【土方】

1.用三棱针点刺迎香、上星等穴出血。

2.用梅花针弹刺鼻部、印堂→百会头顶正中线出血。

【古方】

用三棱针点刺曲差穴,用手拿提出血。

中
国
民
间
刺
血
术

七、酒渣鼻

此证多因肺胃积热上蒸,复感风寒,或脉络血瘀不散而成。

【治疗】

迎香、印堂,三棱针点刺出血。

大椎、肺俞、肝俞,火罐拔吸 15 分钟。

鼻部,梅花针弹刺出血。

【附方】

素髎、内迎香,三棱针点刺出血。

身柱、膈俞、胃俞,火罐拔吸 15 分钟。

大椎、脾俞、印堂,梅花针弹刺出血。

【土方】

1. 用大头针或三棱针点刺鼻尖四周出血。

2. 用三棱针点刺合谷、迎香出血。

【古方】

用三棱针点刺列缺穴出血。

【病例】

陈××,男,33 岁。重庆市大足县香山镇农民。

主诉:鼻干燥,后来发现鼻红肿已 2 年多。

症状:鼻尖和鼻翼两侧红肿。

诊断:酒渣鼻。

治则:泄热消肿。

治法:用三棱针点刺少商、迎香穴出血。梅花针弹刺印堂、大椎穴。患者经 5 次治疗痊愈。

八、鼻 衄

此证多因外感风热之邪,蕴藏于肺,或久食辛辣厚味胃火素

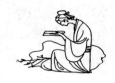

盛,迫使血液妄行,上冲鼻窍而成。亦有因阴虚火旺,灼伤血络而形成者。

【治疗】

少商、二间,三棱针点刺出血。

大椎、肺俞,火罐拔吸 15 分钟。

后颈、骶部、鼻部,梅花针弹刺出血。

【附方】

上星、迎香,三棱针点刺出血。

身柱、胃俞,火罐拔吸 15 分钟。

合谷、尺泽、足三里,梅花针弹刺出血。

【土方】

1.用梅花针在大椎穴上弹刺出血,然后拔罐 15 分钟。

2.用梅花针点刺迎香、人中 2 穴出血。

【古方】

1.用三棱针点刺二间、内庭、上星出血。

2.用梅花针弹刺关元穴,然后拔罐出血。

3.用两手拇、食指同时对掐昆仑、太溪 4 穴 5 分钟,然后三棱针点刺 4 穴出血。

九、牙 痛

此证多因胃经积热上冲;或风火之邪循经上扰;或因肾水不足,虚火上炎;亦有平素多食甘酸之物,侵蚀牙齿成龋齿等所致。

【治疗】

颊车、内庭,三棱针点刺出血。

大杼、胃俞,火罐拔吸 15 分钟。

脊柱两侧,梅花针弹刺出血。

【附方】

冲阳、下关,三棱针点刺出血。

大椎、肾俞,火罐拔吸 15 分钟。

合谷、风池、大迎,梅花针弹刺出血。

【土方】

1. 将牙痛点由轻到重地按揉 10 分钟后,三棱针刺出血。

2. 用梅花针在列缺穴上点刺,然后按揉推旋 15 分钟。

【病例】

杨××,男,53 岁。四川省射洪县小学教师。

主诉:牙痛 1 日,不能入睡,局部红肿,张口困难。

症状:左侧下尽头牙疼痛,局部红肿,伴有口臭、口渴,大便干,苔黄,脉洪等症状。

诊断:风热牙痛。

治则:清泻阳明。

治法:用三棱针点刺颊车、内庭穴出血,血出为紫红色。在胃俞穴上用梅花针弹刺,火罐拔吸 10 分钟出血,血为紫红色。用指点揉合谷、列缺穴,术后痛立止。2 天后红肿消失,患者牙痛痊愈。

十、咽喉肿痛

此证多因外感风热,邪气壅肺,上灼咽喉;或肾阴不足,阴液不能上润,加之邪火妄动;或胃、肺二经郁热,邪热上犯等因素造成。虚则放气,实则放血。

【治疗】

少商、内庭,三棱针点刺出血。

大椎、膻中,火罐拔吸 15 分钟。

颈喉部,梅花针弹刺出血。

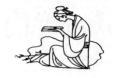

【附方】

商阳、陷谷,三棱针点刺出血。

大杼、肾俞、肺俞,火罐拔吸 15 分钟。

尺泽、合谷、关冲,梅花针弹刺出血。

【土方】

1. 在商阳穴上用三棱针点刺出血。

2. 在耳壳背部找出明显的小经脉,用三棱针或大头针挑刺出血 2~5 滴,患左取右,患右取左。

【古方】

1. 用三棱针挑刺太溪穴出黑血。

2. 用三棱针点刺少商、关冲穴出血。

【病例】

杨××,男,42 岁。家住河南省开封市相国寺路。

主诉:感冒 1 个月,咽喉肿痛。

症状:咽喉肿痛,吞食困难,时有寒热,头痛。

诊断:咽喉肿痛。

治则:疏风散热。

治法:用三棱针点刺太溪穴和耳后静脉三条穴出血,患者经 2 次治疗,效果良好。

第六节 外科刺血

一、破伤风

受各种外来物的创伤之后,毒邪自创口袭于经络。循经窜扰,以致经脉拘急而成本证。病程稍久,则正气不支,邪毒内陷,终成危候。

【治疗】

太冲、颊车,三棱针点刺出血。

大椎,火罐拔吸 10 分钟。

脊柱两侧,梅花针弹刺出血。

【附方】

大椎、申脉,三棱针点刺出血。

腰阳关,火罐拔吸 10 分钟。

病变部位,梅花针弹刺出血。

【土方】

循督脉经穴用三棱针或梅花针轻微点刺出血。

【古方】

在大椎、人中、太冲、二间可用三棱针刺出血。

二、瘰 疬

此证多因喜怒忧思,肝气郁结,郁而生火,化液成痰,痰火结于颈项或腋窝而成,或因外感风热,夹痰凝阻经脉,使营卫不和,血气凝滞,或因肺肾虚弱,不能行气布津,津液凝而成痰,痰湿流窜经络所致。虚则多补,实则多泻。

【治疗】

太冲、太白、行间,三棱针刺出血。

肝俞,火罐拔吸 10 分钟。

曲池、内关、外关,梅花针弹刺出血。

【附方】

京门、太渊、列缺,三棱针点刺出血。

中府、胆俞,火罐拔吸 10 分钟。

偏历、太溪、飞扬、复溜,梅花针弹刺出血。

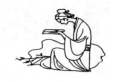

【土方】

1.用手在患者背心部位推擦至皮肤有红点状,然后用头针挑破红点,使局部略出水或血,每周挑 1 次。

2.用梅花针在患处弹刺出脓水,然后用火罐拔吸。

三、瘿　气

此证多因善怒忧思,致气结不化,痰瘀互凝,结于颈部;或外感六淫,水土不宜,致气血郁滞,经络阻塞,搏于颈部而成。

【治疗】

行间、太冲,三棱针点刺出血。

大椎、肺俞、肝俞,火罐拔吸 15 分钟。

天突、天容、合谷,梅花针弹刺出血。

【附方】

太白、临泣,三棱针点刺出血。

身柱、膈俞、心俞,火罐拔吸 15 分钟。

天鼎、曲池、期门,梅花针弹刺出血。

【土方】

用梅花针在天突、天柱、合谷、翳风 4 穴处弹刺。

【古方】

用三棱针在臑会穴点刺出血,然后拔罐 10 分钟。

四、疔　疮

由于患者饮食不节,贪食过多,损伤脾胃,脏腑蕴热,毒热内发;或平素皮肤不洁,邪毒侵入,发于腠理等因素形成。

【治疗】

灵台、委中,三棱针点刺出血。

大椎、肝俞,火罐拔吸 15 分钟。

脊柱两侧,梅花针弹刺出血。

【附方】

阴郄、关冲,三棱针点刺出血。

身柱、脾俞,火罐拔吸 15 分钟。

合谷、巨阙、神门,梅花针弹刺出血。

【土方】

1.用大头针或三棱针点刺天宗、灵台、中枢、身柱 4 穴出血,然后用火罐拔吸 15 分钟。

2.用梅花针弹刺肩胛内缘,从上至下刺 4 排,然后手挤捏出血,用火罐拔吸 15 分钟。

【古方】

1.用三棱针在委中穴点刺出血,然后拔罐再度出血。

2.用三棱针在大椎穴点刺出血。

【病例】

赵××,男,36 岁。都江堰市居民。

主诉:脚上长疮,走路疼痛。

症状:左脚背肿疮,按之坚硬,局部麻痒,剧痛。

诊断:疔疮。

治则:泻热解毒。

治法:在委中、承山、身柱、大椎用三棱针点刺出血。然后分别拔罐 10 分钟。用梅花针在阿是穴弹刺。患者经 3 次治疗肿疮消失。

五、痄　腮

此证多因外感时毒,夹痰积热,邪热郁滞于少阳经脉;亦有因疹后余毒未尽,或胃火过盛等,邪气壅滞于腮部而形成。

【治疗】

头临泣、颊车,三棱针点刺出血。

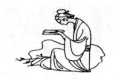

大椎、胃俞,火罐拔吸 15 分钟。

内关、天井,梅花针弹刺出血。

【附方】

阳池、角孙,三棱针点刺出血。

身柱、肺俞,火罐拔吸 15 分钟。

手少阳三焦经,梅花针循经弹刺。

【古方】

用三棱针点刺合谷、耳尖、百会出血。

六、乳　痈

此证多因肝气郁结,胃热壅滞,致使经络阻塞,营气不和而成;或怀孕后血热内蕴,营气壅滞,而结成痈。

【治疗】

少泽、行间,三棱针点刺出血。

大椎、肝俞,火罐拔吸 15 分钟。

期门、膻中,梅花针弹刺出血。

【附方】

内庭、厉兑,三棱针点刺出血。

身柱、膻中,火罐拔吸 15 分钟。

肩井、合谷,梅花针弹刺出血。

【土方】

在背心处(第 5~7 胸椎旁开 1 寸 5 分)用三棱针呈"∴"形点刺三针,然后拔罐 15 分钟出血。

【古方】

用三棱针点刺肩井穴出血,然后拔罐 10 分钟。

【病例】

陈××,女,43 岁。云南省曲靖县(现曲靖市)农民。

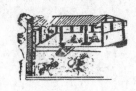
主诉:左侧乳房局部胀硬 3 个月,近来突然加重。先后在各地诊治几次,无明显好转。

症状:左侧乳房红肿发硬,疼痛拒按,发热恶寒。

诊断:乳痈。

治则:通经活络,清热解毒,软坚散结。

治法:①用梅花针局部弹刺,火罐拔吸出脓血汁。多在乳房下方拔吸,每日下午 3 点钟刺血拔罐,连续 4 天。②外用药,芙蓉叶、侧耳根、水仙花根等量,白酒调敷(此药捣烂)。每日 1 换。③内服药,瓜蒌 15 克,郁金 10 克,金银花 30 克,连翘 30 克,京半夏 10 克,夏枯草 30 克,牡蛎 30 克,蒲公英 30 克。患者服药 2 天后症状减轻,经 1 个月治疗,逐渐转愈。

【病例】

戴××,女,57 岁。重庆市江北县(现江北区)石坪镇农民。

主诉:右乳部长小结数月,逐渐肿大疼痛,经多方治疗无效,某医院建议手术切除,本人不愿意。

症状:右乳房红肿,按之有硬块,灼热疼痛,恶心烦渴,苔黄,脉洪。

诊断:乳痈。

治则:泄热,消肿,止痛。

治法:用梅花针弹刺右乳房红肿处,火罐拔吸 5 分钟出脓血。然后用祖师麻膏药加外用散末外敷。6 天后疼痛减轻,肿渐消。第二次用三棱针点刺右乳房,用手挤压出脓血。同时在背心处用梅花针弹刺,火罐拔吸 10 分钟出血,血为紫红色。患者在 1 个月内经先后 4 次放血外贴祖师麻膏药,症状基本消失。

七、肠　痈

此证多因饮食不节或恣食生冷等物,致食滞中脘,肠胃传导

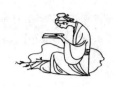

不利,气机壅塞而成;也有因用力过度,跌仆损伤,或暴急奔走等,导致肠络受伤,瘀血凝滞于肠中而成。

【治疗】

足三里、曲池,三棱针点刺出血。

天枢,火罐拔吸15分钟。

脊柱两侧、上腹部,梅花针弹刺出血。

【附方】

厉兑、二间,三棱针点刺出血。

大肠俞,火罐拔吸15分钟。

中脘、上巨虚、阑尾穴,梅花针弹刺出血。

【土方】

用梅花针弹刺曲池、外关、中脘等穴出血。

【古方】

在灵台穴上用三棱针呈"∴"形状点刺出血。

八、风　疹

风疹又称为荨麻疹,多因风邪侵袭,遏于肌表;或因胃肠积热,内不得透达,外不得疏泄,郁于肌肤;也有因食物过敏或虫积等所致。

【治疗】

曲池、三阴交,三棱针点刺出血。

大椎、风门、肝俞,火罐拔吸15分钟。

胸、背、腰、颈外侧部,梅花针弹刺出血。

【附方】

冲阳、公孙,三棱针点刺出血。

身柱、肺俞、脾俞,火罐拔吸15分钟。

患部、合谷、风池,梅花针弹刺出血。

【土方】

用梅花针叩刺脊柱两侧（膀胱经），然后从大椎穴用走罐方式进行 5 次走罐拔吸。

【古方】

用梅花针弹刺血海、曲池、三阴交、足三里等穴出血。

【病例】

罗××,女,24 岁。四川省雅安市原青江机器厂工人。

主诉:3 个月前开始周身发痒,夜间加重,服药后只暂时缓解,近日其痒难忍。

症状:皮肤发痒,搔之痒块突起,状如云朵。此起彼消,反复发作。

诊断:风疹(风湿热型)。

治则:散风,祛湿,清热。

治法:用三棱针刺大椎,然后拔罐出血。梅花针分别弹刺脊椎两侧,大腿阳面,然后走罐拔吸,肤红为度。另配用外洗药。患者经 3 次治疗,效果良好。

九、丹　毒

此证多因血分有热,郁于肌肤而发;或因体表失于卫固,邪毒乘隙而入,亦可形成本病。发于头面者,多偏于风热;发于下肢者,多偏于湿热。

【治疗】

委中、大椎,三棱针点刺出血。

血海,火罐拔吸 10 分钟。

阿是穴,梅花针弹刺出血。

【附方】

灵台、阴陵泉,三棱针点刺出血。

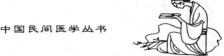

大椎,火罐拔吸 15 分钟。

环跳、足三里,梅花针弹刺出血。

【土方】

在阿是穴上用三棱针点刺出血。

【古方】

用三棱针在背部膈俞穴点刺呈"∴"形出血,然后火罐拔吸 10 分钟再度出血。

【病例】

张××,女,23 岁。家住贵州省凯里州南大街。

主诉:腿上发痒发红 1 个月。

症状:腿部色红如丹,形如云片,作痒发热。

诊断:丹毒。

治则:祛风除湿,清热解毒。

治法:三棱针刺委中出血,用梅花针弹刺大椎和局部点刺出血。然后火罐拔吸 10 分钟,另配合中药 2 剂。经 3 次治疗,患者症状消失。

【病例】

周××,女,16 岁。家住重庆市綦江县古剑镇。

主诉:左手肿痛已 10 多天,在某医院开了消炎、止痛药服后不见效。

症状:左臂内侧红肿疼痛、拒按。

诊断:丹毒。

治则:清热解毒,活血祛瘀。

治法:用三棱针点刺局部放血,血出紫黑色。火罐拔吸大椎 20 分钟,曾 2 次刺血。另用内服药:野菊花 30 克,金银花 30 克,蒲公英 30 克,紫花地丁 30 克,紫背天葵 10 克。此处方连服 5 剂,患者痊愈。

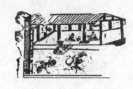

十、粪　毒

此证多发生于农村,因受外界邪毒所侵,窜入经络所致,临床上患者多出现双手脚红肿,奇痒难忍,心烦不安等症状。

【治疗】

阿是穴,三棱针点刺出血。

在阿是部循经处,梅花针弹刺出血。

委中、承山,火罐拔吸 10 分钟。

【土方】

1. 用缝衣针在患者红肿处挑刺挤出黄水血汁。

2. 在脚趾尖上放血。

【病例】

殷××,男,19 岁。重庆市璧山县(现璧山区)福禄镇农民。

主诉:发病前 1 日下地插红苕苗,被粪毒所侵。

症状:双脚趾、脚背红肿、奇痒,局部搔破后出黄水。

诊断:粪毒。

治则:消肿泄毒。

治法:用三棱针点刺局部红肿处,挤出黄水血汁,每日 1 次,连续治疗 3 天,患者症状消失。

十一、落　枕

此证多因睡眠时体位不正;或因风寒所侵,以致筋脉失和。其主证为晨起颈项部强直,活动不能自如,甚至感觉疼痛。

【治疗】

悬钟、头临泣,三棱针点刺出血。

大椎、肩外俞、风门,火罐拔吸 15 分钟。

风池、外关,梅花针弹刺出血。

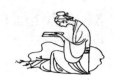

【附方】

列缺、关冲,三棱针点刺出血。

肩井、身柱、大杼,火罐拔吸 15 分钟。

肩部、颈后部,梅花针弹刺出血。

【土方】

在中渚穴用三棱针点刺,然后两指挤捏出血。

【古方】

在绝骨、少泽穴用三棱针点刺出血。

【病例】

席××,男,31 岁。四川省蓬溪县康家渡农民。

主诉:早起颈项不舒服,转头时痛。

症状:颈项强直,不得转侧。

诊断:落枕。

治则:祛风寒,通经络。

治法:用手推揉肩颈部位,三棱针点刺中渚穴,两指挤捏出血。然后指按此穴,患者摇头,另用火罐在肩颈部位走罐拔吸 10 次。患者术后即愈。

十二、扭挫伤

扭挫伤是指四肢关节或躯干部筋脉损伤,使经气运行受阻,气血壅滞于局部而成。多因剧烈运动或持重不当,强力扭转,牵拉压迫,或因不慎跌坠闪挫等因素引起筋脉关节损伤。常因风热寒湿之邪入侵而反复发作。

【治疗】

(一)肩部

肩髃、肩贞,三棱针点刺出血。

臑俞、肩髎,火罐拔吸 15 分钟。

大椎、肩部,梅花针弹刺出血。

（二）肘部

曲池、小海,三棱针点刺出血。

尺泽,火罐拔吸 10 分钟。

三阳络、侠白、天井,梅花针弹刺出血。

（三）腕部

阳池、少泽,三棱针点刺出血。

腕部患处,火罐拔吸 10 分钟。

阳溪、合谷、腕骨,梅花针弹刺出血。

（四）腰部

关元、委中,三棱针点刺出血。

肾俞、腰阳关,火罐拔吸 20 分钟。

腰部,梅花针弹刺出血。

（五）臀部

秩边、窍阴,三棱针点刺出血。

环跳、承扶,火罐拔吸 20 分钟。

环跳,梅花针弹刺出血。

（六）膝部

阳陵泉、梁丘,三棱针点刺出血。

阳关、曲泉,火罐拔吸 15 分钟。

膝部,梅花针弹刺出血。

（七）踝部

昆仑、丘墟,三棱针点刺出血。

涌泉,火罐拔吸 10 分钟。

踝部,梅花针弹刺出血。

【土方】

凡是以上有瘀血部位,应刺络(三棱针或梅花针)拔罐出血。

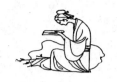

【病例】

王××,女,28 岁。重庆市合川县(现合川区)某局篮球队运动员。

主诉:就诊前一天参加球赛,扭伤左脚踝部。

症状:左踝部红肿发热,疼痛拒按。

诊断:左踝扭伤。

治则:消肿,止痛,活血。

治法:左踝部扭伤处,用三棱针点刺,火罐拔吸 5 分钟出血,血为紫黑色。外敷药:生大黄 2 克,丝瓜络 10 克,生葱白 8 克,生姜 4 克。3 天后再次刺血,血出紫红色,并换用敷药。经 2 次治疗,患者痊愈。

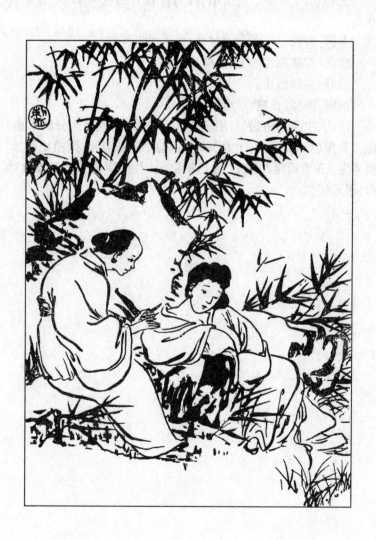

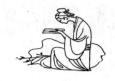

第六章　古今民间刺血疗法摘录

第一节　头颈部疾病的刺血验方

一、治眼部疾病

挑治疗法治白内障:若右眼患病,让患者左手伸掌从右肩上过,手紧贴于肩胛区,中指尖下三横指范围内,可找到1~3个红色疹点,挑破即可(左眼相反)。同时取洗碗叶(南方草药)和葱各等量,混合捣烂,包患眼同侧拇指和对侧手拇指。两眼病,两肩红疹均挑治,两手亦同时包药。

治目䀮䀮,视物不明,眼中赤痛,及睑眴动。又云,三度以细棱针刺之,目大明,穴攒竹。(《普济方·针灸》)

用针刺耳背出血方法,医治麦粒肿(现称睑腺炎),某些角膜炎等眼科疾患,也获得满意的效果。(《针灸史漫话》)

两睛红肿痛难熬,怕日羞明心自焦,只刺睛明、鱼尾穴,太阳出血自然消。(《针灸大成·玉龙歌》)

眼痛忽然血贯睛,羞明更涩最难睁,须得太阳针血出,不用金刀疾自平。(《针灸大成·玉龙歌》)

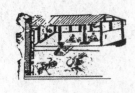

心血炎上两眼红,迎香穴内刺为通,若将毒血搐出后,目内清凉始见功。(《针灸大成·玉龙歌》)

目痛:刺以三棱针出血,以左手爪甲迎其针锋立愈。(《普济方·针灸》)

内迎香二穴,在鼻孔中,用芦叶或竹叶,搐入鼻内,出血为妙,不愈再针合谷。(《针灸大成·玉龙歌》)

赤眼迎香出血奇,口舌生疮舌下窍,三棱刺血非精卤(舌下两边紫筋)。(《医学入门》)

东垣曰:刺太阳、阳明出血,则目愈明。盖此经多血少气,故目翳与赤痛从内眦起者,刺睛明、攒竹,以宣泄太阳之热。(《针灸大成》)

耳尖放血,治疗结膜炎(红眼),方法:在耳尖上刺破上皮,挤出一点血,当放血后,患者会感到痛痒感减轻,还可以再在耳垂中心用耳针,针刺留针30分钟。(《卫生与健康报》)

耳尖,以耳翼卷折,取耳尖上。主治沙眼,眼有翳膜。灸五壮。目疾久不愈,眼红肿者可刺血。(《针灸经外奇穴治疗诀》)

耳后静脉出血,治目疾,目赤痛俱效,亦即瘈脉之分支。(《福州民间针灸经验录》)

以针挑耳尖穴为主治疗急性结膜炎30例,痊愈25例,进步4例,无效1例。取穴以耳尖穴挑点为主(将耳向前折,挑耳尖之上方,挑破后挤出一些血来)。配上睑针挑点三处:上睑1,在上睑中部,正对瞳孔,距眼睑缘0.5厘米;上睑2,距上睑1内侧约1厘米处;上睑3,距上睑1外侧1厘米。操作时,如两侧眼疼,第一次取耳尖(双),配上睑1(双);第二次耳尖(双),配上睑2(双)。上眼睑局部各针挑点交换使用,每天1次。(《江苏中医》)

赤目。眼睛红肿痛难熬,怕日羞明心自焦,但刺睛明鱼尾

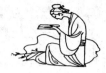

穴,太阳出血病全消。(《扁鹊神应针灸玉龙经》)

太阳2穴,在眉后陷中太阳紫脉上,是穴,治眼红肿及头痛,宜用三棱针出血。出血之法用帛一条紧缠其项,紫脉即见,刺见血立愈。又法以手紧扭其领令紫脉见,却于紫脉上刺见血,立愈。(《奇效良方》)

内迎香,奇穴。鼻孔中上端。用长三棱针或长粗针轻刺出血。旧说取芦管子向鼻中刺出血。主治目暴赤肿痛。(《针灸孔穴及其疗法便览》)

八关大刺,治眼痛欲出不可忍者,须刺十指缝中出血愈。(《景岳全书》)

大烦热,昼夜不息,刺十指间出血,谓之八关大刺。目疾,睛痛欲出,赤,大刺八关。(《保命集》)

眼边忽然红肿发痒,名偷眼针,背上膏肓穴处,第三节骨两旁是有红点,用针挑破即愈。如不用针挑,用灯芯一烧即愈。如不见点,用木梳背频频刮之,红点自现出也。(《验方新编》)

睑腺炎穴:位于背部正中线,左右旁开各3寸*,平四五胸椎棘突之间点,附近有红点处。左右计2穴。取穴:膏肓穴附近有红点处。主治:睑腺炎。针灸:针破红点,或用艾条灸5~10分钟。(《针灸经外奇穴图谱》)

攒竹:两眉头陷中。《素注》针二分,留六呼,灸三壮。《铜人》禁灸,针一分,留三呼,泻三吸,徐徐出针。宜以细三棱针刺之,宣泄热气,三度刺,目大明。《明堂》宜细三棱针三分出血,灸一壮。(《针灸大成》)

目热。心血炎上两眼红,好将芦叶搐鼻中,若还血出真为美,目内清凉显妙功。内迎香,在鼻孔内,用芦叶或箬叶作卷搐

---

* 注:本章中有关长度单位及浓度均为原文摘录,使用时,请按规定换算。

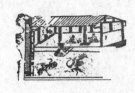

之,血出为好,不愈再针合谷。(《扁鹊神应针灸玉龙经》)

治面肿,目痛肿,刺陷骨出血立已。(《普济方·针灸》)

用速刺放血的方法治疗结膜炎获效较快。针新明1(在翳风穴前上5分)治疗结膜炎24例,用诱导手法,以捻转提插找到酸胀感觉后,不留针;结果治愈20例,显效2例,进步2例。用耳垂放血治疗17例,15例1次治愈,2例2次治愈。(《针灸研究进展》)

针刺太阳穴治疗麦粒肿(睑腺炎)。共治疗35例,取患侧穴,用泻法,得气后留针15分钟,出针后挤出血少许,经1次治愈31例,2次治愈2例,2例化脓疗效不佳,经切口排脓而愈。(《湖南医药》)

挑刺治疗麦粒肿(睑腺炎)。让患者取坐位,将患肢上举,用力向背后沿脊柱旁开1.5厘米处,以患者中指能摸到处为挑刺点。常规消毒后,术者左手捏其皮肤,右手用三棱针挑刺出血,两手指一挤,用消毒干棉球拭净血液,贴上胶布,23例中,21例1次治愈。(《烟台医药通讯》)

针刺治疗麦粒肿(睑腺炎)的经验介绍。在患者背部皮肤找豆疹状小红点为针刺点,左眼挑右背,右眼挑左背,用粗针直刺入1~2分深,强刺激不留针,逐刺完毕,起针后以出血为好;如无血,可用手挤压出血,然后用消毒棉球拭去血液,每天1次;43例中,治愈36例,好转5例,无效2例。(《医药卫生》)

二、治鼻部疾病

鼻准穴,在鼻柱尖上,专治鼻上生酒醉风,宜用三棱针出血。(《针灸大成》)

鼻准穴,鼻柱尖上,三棱针出血。治疗鼻上生酒渣风。(《针灸腧穴索引》)

鼻环,在鼻翼之半月形纹中间接面部之处是穴。主治疔疮、

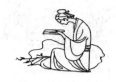

酒渣鼻。针2分,稍放血,不灸。(《针灸经外奇穴治疗诀》)

鼻环,奇穴,鼻翼半月形纹之中间,接面部之处。针2分,稍出血。主治酒渣鼻、疔疮,亦治颜面组织炎。(《针灸孔穴及其疗法便览》)

三、治舌部疾病

治舌卒肿,刺舌下两边,大脉血出,勿使刺着舌下中央,脉血出不止杀人,如上治不愈,或血出数升,则烧铁箆令赤,熨疮数过,以绝血也。(《普济方·针灸》)

治舌卒肿,满口溢出血如吹猪胞,气息不得通,须臾不治杀人方:刺舌下两边大脉,出血,勿使刺着下中央脉。出血不止杀人。不愈,血出数升,则烧铁箆令赤,慰疮数过以绝血也。(《备急千金要方》)

聚泉一穴,在舌上,当舌中,吐出舌,中直有缝,陷中是穴……治舌胎,舌强亦可治,用小针出血。(《针灸大成》)

治舌强肿起如猪胞,以针刺舌下两边大脉,血出即消,切勿刺着中央脉,令人血不止,则以火烧铜箸烙之,不止则杀人,或以釜下墨醋调敷,舌上下脱去再敷,须臾而消,此患人多不识,失治则死。(《世医得效方》)

在舌下两旁紫脉上是穴,卷舌取之。治重舌肿痛喉闭,用白汤煮三棱针出血。(《针灸大成》)

一切新得哑巴症,必系舌硬。金津穴、玉液穴,此二穴在舌底下,俗名两大血管,须刺碎血管见血为要。(《针法穴道记》)

金津、玉液,口内舌下面正中舌系两侧之静脉上,左名金津,右名玉液。主治口疮,舌炎,消渴,扁桃体炎,绞肠痧,喉痹,针2分,出血。(《针灸经外奇穴治疗诀》)

金津玉液,奇穴。舌下正中系带两侧静脉上,左名金津,右

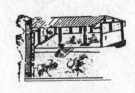

名玉液，卷舌取之。针 2～3 分（出血），或用小三棱针刺出血。主治口疮、舌炎、扁桃体炎、消渴；一说亦治重舌、喉闭。（《针灸孔穴及其疗法便览》）

四、治扁桃体炎

急性扁桃体炎属实热证，针刺多采用泻法，取穴以合谷、颊车、少商为主；其他有取天柱、鱼际、郄上、东风（又称扁桃体穴，在下颌角下方）、平桃（廉泉上 5 分，旁开 1 寸）、喉开（角孙、颅穴连线后 1/3）等。耳针取耳轮三穴、咽喉区，或耳背静脉点刺，或扁桃体反应区加喉反应区；有发热者加耳尖（耳轮最高点）放血。或刺少商，一般用三棱针或粗针点刺出血，以泻实热。大多数病例经针治 1～2 次即愈。有报告治疗 507 例，486 例痊愈；15 例好转，6 例无效。另有报告 342 例，针治 1～3 次，90%基本痊愈。针114 例，治愈率 98.2%。耳针治疗，耳背静脉点刺，都在 2 天左右取得满意疗效。针刺治疗多能立即止痛，针后体温及白细胞均降至正常，亦有先升后降者。（《针灸研究进展》）

十宣，奇穴。十指尖端，距爪甲约 1 分处。三棱针或粗针刺出血。主治一切急性病之失神、吐泻、扁桃体炎、高血压；兼针人中、大椎、鸠尾穴，治癫狂。（《针灸孔穴及其疗法便览》）

井穴点刺出血治疗急性扁桃体炎的临床观察。治疗 30 例，疗效满意。方法：用三棱针点刺少商、商阳、关冲，挤出 2～3 滴血。酌情配合针刺天容、合谷或内庭，曲池诸穴；留针 10～30 分钟，间歇运针。（《上海中医药杂志》）

皮肤针疗法。取穴：脊椎两侧、颈后、侧颈部、前颈及喉部、虎口、颌下三角区。配合三棱针疗法效果更明显。

重舌，刺舌柱以铍针。（《针灸甲乙经》）

舌下生小舌，谓之重舌，舌柱即舌下之筋如柱者也，当用第

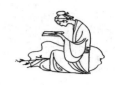

五针曰镀针者刺之。(《类经》)

唇里:主治肝病,齿龈炎,口噤,口臭,口腔炎,面颊肿,蚂蟥黄疸。针法:三棱针刺出血。(《针灸经外奇穴图谱》)

口角入颊肌内侧1寸处。针2分,出血。主治口疳,齿龈溃烂,黄疸。(《中国针灸学》)

五、治面部疾病

治三叉神经痛。皮肤针疗法。取穴,1组:颈后、脊椎两侧、耳颞前、颌下、眼或口周围。2组:痛点、耳前、耳下、太阳、鼻区、两手掌、十指端。

治面神经麻痹:

三棱针疗法。取穴,患侧口腔黏膜(适宜初病者)。三棱针放血或用刀片割治,使之出血。

皮肤针疗法。取穴,1组:脊椎两侧(以颈椎、胸椎1~5为主)、耳前、颞部、眶上、眶下、颌下。2组:后颈部、耳前、颌下、颞部、眶上孔、眶下孔,配合谷。

拔罐疗法。取穴,下关、牵正、太阳、阳白,均患侧。每次选1~2个穴,用小号火罐,以投火或闪火法拔罐10分钟左右,或在穴位用皮肤针刺络后再拔罐,3日治疗1次,宜配合其他疗法,此法在炎症期或后遗面部有倒错现象时,效果明显。

治面神经麻痹。可在患侧地仓、禾髎、承浆、颊车、下关、阳白、四白、太阳、翳风等穴,用皮肤针叩刺使少量出血,用小口径火罐拔吸5~10分钟,隔天1次。此法在炎症期或后遗面部牵拉有倒错现象时,效果较好。(《针灸治疗手册》)

针挑和芥敷治疗面神经麻痹112例。用30%的硼酸水含漱后,于麻痹侧内颊线上,相当于第二臼齿及其前后各0.3~0.5厘米处3个挑刺点,及此3点上下各0.5~1.0厘米处3个挑刺点,

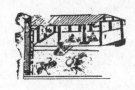

由浅而深地每点雀啄挑刺 20~30 次,挑刺出血后漱口。以温水
将芥末 20~30 克调成糊状,摊于纱布上,厚约 0.5 厘米,敷于地
仓、颊车及下关穴位之间,20~24 小时取下。结果:痊愈 79 例,
好转 22 例,无效 11 例。(《中华理疗杂志》)

面部穴位透刺,拔罐法和口服牵正散治疗面神经麻痹 150
例疗效观察。除在其穴位上针刺外,并在大椎穴点刺放血(主要
用于中枢性面神经麻痹),起针后加拔火罐 10 分钟。再配制口
服牵正散,每日晚饭后煎服 1 剂。治疗 150 例,结果属周围性者
痊愈 66 例,基本痊愈 44 例,明显改善 33 例;属中枢性者好转 5
例,无效 2 例,总有效率为 98.7%。(《河南中医》)

六、治喉部疾病

唐刺史成君绰,忽颔肿,大如升,喉中闭塞,水粒不下三日。甄
权以三棱针刺(少商),微出血,立愈。泻脏热也。(《针灸大成》)

喉闭:竹纸渗巴豆令满,作纸捻点灯旋之,以烟熏喉间,即吐
恶血而消。或刺入喉间出紫血亦愈。盖咽喉病发于六腑者,引
手可探,及刺破喉血即已。(《串雅外编·熏法门》)

治喉蛾神方,将病头上看有红点,用针挑破即愈。(《良朋汇
集》)

癫:感天地间杀万(疠)之气,声哑者难治。针委中出血二三
合。黑紫疙瘩处去恶血。(《针灸聚英》)

喉痹:觅红上红疙瘩,用针挑破即愈。(《串雅外编·针法
门》)

大指甲根,奇穴。大指爪甲后约 1 分处,赤白肉际。锄刺 3
针(出血)。主治:双乳蛾,亦治口颊炎、喉头炎、颌下腺炎、脑充
血。(《针灸孔穴及其疗法便览》)

嗌中肿,不能内唾,时不能出唾者,刺然谷之前,出血立已,

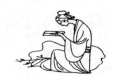

左刺右,右刺左。(《内经·缪刺论》)

治喉痹脅中暴逆(资生经)。先取冲脉,后取三里、云门,各泻之,又刺手小指端出血,立已。(《普济方·针灸》)

治急喉闭缠喉风,灸三里穴二七壮,有人嘗(尝)苦喉痹,虽水亦不能下咽,灸三里而愈,又随肿一边,于大指外边指甲下与根齐,针之,不问男女左右,只用人家常使针,血出即效。如大段危急,两大指都针尤妙。(《普济方·针灸》)

治喉痹,以砭针刺肿处,出血立效。(《普济方·针灸》)

治喉痹,如病甚,以小三棱针,藏于笔头中,狂以点药于喉中痹上,急刺之,则有紫血顿出,效。如不藏针,恐患人难以刺之。(《普济方·针灸》)

十宣十穴,在手十指头上,去爪甲一分,每一指各一穴,两手指共十穴,故名十宣。治乳蛾。用三棱针出血,大效。(《针灸大成》)

针刺太溪穴治喉痹。类全善尝治一男子喉痹,于太溪穴刺出黑血半盏而愈。(《济阴纲目》)

治男子妇人,喉闭肿痛不能言者,刺少商穴出血立愈。如不愈,以温白汤口中含漱,是以热导热也。(《普济方·针灸》)

走马喉痹,生死人在反掌间,砭刺出血,则病已。当治一妇人,木舌胀,其舌满口,令人铍针锐而小者砭之五七度。三日方平,计所出血几盈斗。(《针灸聚英》)

治颔肿如升,喉中闭塞,水粒不下,穴橘以三棱针,刺微出血,泄诸阳藏热,次针阳谷二穴而愈。(《普济方·针灸》)

喉痹,刺手小指爪纹中,出三大豆许血,逐左右刺,皆须慎酒面毒物。(《备急千金要方》)

耳后处放血治喉蛾证。在耳后紫络上放血治疗喉蛾证,屡试屡验。耳后紫络,在耳郭背面上缘(即耳后的浅显静脉)。当

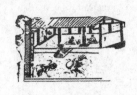
咽喉红肿时,此络脉比较明显。操作时先用碘酒与酒精消毒,然后以锋针点刺,使其出血数滴即可,患左取左,患右取右。(《针灸处方集》)

七、治青少年近视

用梅花针治疗青少年近视眼,叩打后颈部和眼区部位,风池、大椎、内关,一般每次叩打 20~30 次,用中等强度,隔日 1 次,15 次为 1 疗程,在 711 例的 1383 只眼中,叩打颈部及眼区 821 只眼,近期治愈 93 只眼,显效 352 只眼,进步 304 只眼,无效者 72 只眼,近期有效率 91.2%。叩打正光穴的 562 只眼,近期有效率为 97.3%,略高于前者。通过半月至 3 年的随访得知,688 例 1319 只眼中,停针后视力继续提高及保持原疗效者 805 只眼,占 61.0%;视力减退,但仍高于治疗前水平的为 423 只眼,占 32.1%;退至以前水平 59 只眼,占 4.5%;较前更差者 32 只眼,占 2.4%。(《针灸研究进展》)

八、治流行性腮腺炎

三棱针疗法,处方分 3 组。1 组:在耳下腮腺红肿处,上、中、下直线上,常规消毒,用三棱针点刺挤出血,拔火罐 10~20 分钟,起罐后贴拔毒膏一张。2 组:在耳轮上、中、下三点,用三棱针点刺放血一次。3 组:耳背第二条血管放血。

九、治牙痛

踝尖,在足内踝尖上。主治下牙痛、内廉转筋、脚气寒热。灸七壮,或针出血。(《类经图翼》)

外踝尖:位于足外踝最高点。左右计 2 穴。主治卒淋、脚气、脚外廉转筋、十趾拘挛、牙痛、淋病、小儿重舌、扁桃体炎、白

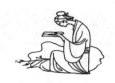

虎历节风痛。针灸:针刺出血。灸3~7壮。(《针灸经外奇穴图谱》)

齿龋,刺手阳明,不已,刺其脉入齿中,立已。(《内经·缪刺论》)

下关刺后拔罐,商阳三棱针刺出血。

皮肤针疗法:取穴,颈椎两侧、耳前、大小鱼际、虎口、牙痛阿是穴。

耳背静脉放血,余穴1日针刺1次。(《实用针灸学》)

十、治落枕

皮肤针及刺络拔罐法:局部皮肤针叩刺,使皮肤潮红并出少量血液,如加拔火罐,则效果更好。

皮肤针疗法:取穴,大杼、大椎、肩井、肩外俞、风门、风池、颈1~4夹脊。自上而下,自内向外,沿穴位间连线叩刺,以红晕不出血为宜,1日治疗2次。

拔罐疗法:取穴,阿是穴(痛点)。先用皮肤针在痛点叩打,稍见出血点,拔火罐,出瘀血即可。

第二节　身躯部疾病的刺血验方

一、发斑结核

马蜞斑穴,红点在乳下二横指。针挑出血。治发斑结核。(《福州民间针灸经验录》)

阳斑穴红点,在第五骨衕。用针挑出血,治背面发斑结核。(《福州民间针灸经验录》)

七步斑穴,在17椎骨衕有红点,用针挑出血。治结核发斑。

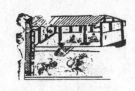

芑州按:民间对于结核发斑,即疫病毒血凝结于胸背间,发为一粒粒红点,挑刺出血,可以活血败毒,颇有效验。(《福州民间针灸经验录》)

二、治腰腿痛

少阳令人腰痛,如以针刺其皮中,循循然不可以俯仰,不可以顾。刺少阳成骨之端出血。成骨在膝外廉之骨独起者。夏无见血。(《内经·刺腰痛论》)

成骨:主治腰痛、鹳口疽、坐马痈等。针法:浅刺出血。(《针灸经外奇穴图谱》)

治坐骨神经痛。①皮肤针疗法:取穴,阿是穴、腰、臀、下肢足少阳、足太阳、足阳明经循行路线,刺后拔罐。②拔罐疗法:取穴,夹脊胸2~5、腰骶部痛点、下肢足太阳经、足少阳经、阿是穴。先用皮肤针叩刺出血,而后拔罐。

原发性坐骨神经痛者沿坐骨神经通路的压痛部位先作叩刺至出血,再以排罐法拔火罐。根性坐骨神经痛可在夹脊穴处,干性坐骨神经痛可在腰骶部压痛点用皮肤针叩刺出血,再加拔火罐。肋间神经痛可在痛部刺络拔罐。

刺血治疗坐骨神经痛100例疗效分析。100例中,痊愈77例,显效10例,好转9例,无效4例。下腰痛取穴,腰俞、中膂俞、白环俞、上髎、次髎、下髎、环跳,每次1~2穴。下肢痛取穴,承扶、殷门、委中、委阳、阳交、悬钟、跗阳、丘墟、昆仑,每次2~4穴。第1次刺血出血量宜偏大,方能缓解疼痛。数穴总出血量50~60毫升,以后减为10~30毫升。(《中医杂志》)

治腰扭伤。用皮肤针叩刺或用辊刺筒辊刺局部至出血加拔火罐。急性扭、挫伤出血量可稍多,慢性劳损出血宜少些。如劳损部位比较广泛时,也可用辊刺拔罐法或走罐法。

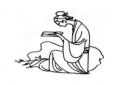

治腰痛夹脊至头,几几然,凡腰脚重痛,于此刺出血,久痼宿疹,亦皆立已(资生经),穴委中。(《普济方·针灸》)

昆仑、委中放血治腰痛。腰痛不可忍,针昆仑及刺委中出血(《素问·病机气宜保命集》)

腰痛(气虚,血虚,肾病,风湿,湿热,瘀,寒气,滞),委中出血。灸肾俞、昆仑。(《针灸聚英》)

足太阳脉令人腰痛,引项脊尻背如重状,刺其郄中太阳正经出血,春无见血。

少阳令人腰痛,如以针刺其皮中,循循然不可以俯仰,不可以顾,刺少阳或骨之端出血,成骨在膝外廉之骨独起者,夏无见血。

阳明令人腰痛,不可以顾,顾如有见者,善悲,刺阳明于胻前三痏,上下和之出血,秋无见血。

足少阴令人腰痛,痛引脊内廉,刺少阴于内踝上二痏,春无见血,出血太多,不可复也。

解脉令人腰痛,痛引肩,目䀮䀮然,时遗溲,刺解脉,在膝筋肉分间郄外廉之横脉出血,血变而止。

解脉令人腰痛如引带,常如折腰状,善恐;刺解脉,在郄中结络如黍米,刺之血射以黑,见赤血而已。

衡络之脉,令人腰痛,不可以俯仰,仰则恐仆,得之举重伤腰,衡络绝,恶血归之,刺之在郄阳筋之间,上郄数寸,衡居为二痏出血。

会阴之脉,令人腰痛,痛上漯漯然汗出,汗干令人欲饮,饮已欲走,刺直阳之脉上三痏,在跷上郄下五寸横居,视其盛者出血。

腰痛挟脊而痛至头,几几然,目䀮䀮欲僵仆,刺足太阳郄中出血。腰痛上寒,刺足太阳阳明;上热,刺足厥阴;不可以俯仰,刺足少阳;中热而喘,刺足少阴,刺郄中出血。(《素问·刺腰痛》)

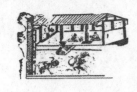

第三节　四肢部疾病的刺血验方

治足热厥逆满,取其经血立愈,穴委中。(《普济方·针灸》)

史记,济北五阿母,足热而备,太仓公曰:"热厥也,刺其足心各之所,按之无出血,病旋已,此病得之饮酒大醉。"(《普济方·针灸》)

王氏云,母久病,夏中脚忽肿,旧传夏不埋足,不敢著艾,漫以针寘火令热,于三里穴刺之,微见血,凡数次,其肿如失去,热中素患脚疾,见此奇效。(《普济方·针灸》)

治膝不得屈伸,取其经血立愈(资生经)穴委中。(《普济方·针灸》)

刺络拔罐治疗关节炎。皮肤针刺络拔罐法:各种关节炎,尤其是急性关节炎,均可用皮肤针叩刺,并在可以拔罐的部位加拔火罐。

膝部软组织损伤刺络拔罐法。在受伤局部用皮肤针叩刺至出血后加拔火罐,出血量中等。如拔罐困难可垫面饼后再拔罐。此法也同样用于踝部软组织损伤。(《针灸治疗手册》)

试效方云。陕帅郭巨济病偏枯。二指著足底不能伸。迎先师于京师治之。至则以长针刺委中。深至骨而不知痛。出血一二升。其色如黑。又且胶。刺之如是者六七次。服药三个月。病良愈。(《普济方·针灸》)

揉按放血法治疗扭挫伤。经治急性扭伤32例,挫、砸伤18例,单用本法1~2次后,33例获效,16例改善,1例无效。方法:先揉搓按摩患处1~2分钟,找出压痛点;再在健侧对称部位进行揉压。当患处痛势缓解而健侧揉压处轻微疼痛时,则在患部经

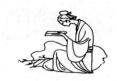

皮肤消毒后用三棱针点刺 3~5 针,挤压出血,伤处即感疼痛消失,活动自如。(《浙江中医杂志》)

三棱针刺加灸治疗腱鞘囊肿 36 例。局部取穴,单房性者在囊肿最高点垂直进针;多房性者在每个结节状的最高点进针。进针后将三棱针尖向四周作旋转式深刺,勿用力过猛。出针后及时用两拇指在针眼周围挤压,以出尽内容物为止。然后在进针处盖消毒干棉球,棉球上压硬币,用 3~5 厘米宽的胶布作环形加压固定。每天在针刺部位用艾条灸,1 次 15 分钟左右,7 天后揭去胶布。结果:痊愈 33 例,复发 3 例。(《中国针灸》)

外踝尖,在外踝尖上三寸。主治外转筋。可灸七壮,或刺出血。(《类经图翼》)

刺血治愈骨与关节结核。曾治 1 例膝关节结核伴混合感染,用委中、阴交刺血 1 次后症状减轻,改足三里、委阳刺血,见肿痛大减,并能下床扶走,又相继行上巨虚、阴陵泉和阳陵泉、委中刺血后而愈,追访 5 年无复发。又治愈髋关节结核、胸椎结核伴伸展性截瘫及胸椎结核并发冷脓肿等病。方法:选择穴位或其周围显露血管,常规消毒,用小号三棱针刺入静脉血管壁,使之流出紫暗色瘀血 10~20 毫升,血止拔罐,约 3 分钟去罐。继以质量分数为 20 g/L(2%)的酒精棉球涂之。(《新中医》)

刺疟者,必先问其病之所先发者,先刺之。先足胫酸痛者,先刺足阳明十指间出血。(《内经·刺疟篇》)

八冲,奇穴。足趾歧缝间,两足共八穴。针 1~3 分。灸 3~5 壮。主治脚背红肿(针出血)。(《针灸孔穴及其疗法便览》)

外踝尖二穴,在足外踝骨尖上是穴。可灸七壮。治脚外廉转筋及治寒热脚气。宜三棱针出血。(《针灸大成》)

人有所堕坠,恶血留内腹中,腹满不得前后,先饮利药,此上伤厥阴之脉,下伤少阴之络,刺足踝下然骨之前出血。刺足跗上

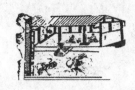

动脉,不已,刺三毛,各一痏,见血立已。左刺右,右刺左,其脉坚强者生,小弱者死。(《内经》)

汉,济北王阿母,病患热厥,足热,淳于意刺足心,立愈。(《针灸大成》)

委中禁灸,四畔紫脉上皆可出血,弱者慎之。

环跳能治腿股风,居髎二穴认真攻,委中毒血更出尽,愈见医科神圣功。

脚背疼起丘墟穴,斜针出血即时轻,解溪再与商丘识,补泻行针要辨明。

倩尸痨病最难医,涌泉出血免灾危,痰多须向丰隆泻,气喘丹田亦可施。(《针灸大成·玉龙歌》)

东垣曰:气在于臂,足取之,先去血脉,后深取足阳明之荣俞:内庭、陷谷。

刺委中大脉,令人仆脱色。(《针灸聚英》)

三棱针挑治弹响指。方法:用三棱针经皮刺入患指掌指关节前横纹处的硬结(该硬结可随指伸屈而活动),沿肌腱走行上下挑划,当挑划腱鞘时觉有咔吱声响,此时令患指伸屈活动时,便灵活自如,弹响声不再出现,立即拔针。报告1例,病期1年,施针1次治愈。(《辽宁中医杂志》)

刺血治疗肩关节周围炎30例报告。治法:主穴,尺泽、曲池、曲泽(任选1穴)。辅穴,肩贞、肩髎、肩前、肩后局部。取穴位及其周围有瘀血现象的静脉血管,以三棱针刺出血10~20毫升,血止后拔罐5分钟,每15~20天1次。治疗本病30例,经治1~3次,痊愈28例,基本痊愈2例。(《陕西中医》)

梅花针及拔罐加灸治疗痹证90例。根据疼痛部位,按经络循行,在痛处上或下取1~2个阿是穴,常规消毒后,用梅花针叩刺(叩刺范围略大于火罐口)见皮肤出血后,即用闪火法将罐罩

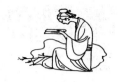

上。留罐 5~10 分钟,起罐后,用消毒纸将血污擦净,再用艾条温和灸 3~7 分钟。隔 2 日治疗 1 次,5 次为 1 疗程,疗程间隔 5 天。结果:痊愈 43 例,显效 35 例,好转 11 例,无效 1 例,总有效率98.9%。(《中国针灸》)

四横纹,奇穴。手食、中、无名、小指第一节接连手掌之横纹中央,一手计 4 穴。针刺出血。灸 3~7 壮。主治手生痈疮,五指尽痛;亦可解热(刺出血)。(《针灸孔穴及其疗法便览》)

针四横纹治手痛

定位:四横纹位于手掌指侧缘,二、三、四、五指指根与掌相接之横纹中央。

主治:手生痈疮,五指尽痛,发热,呕吐腹痛。

针灸:针刺出血。灸 3~7 壮。(《针灸经外奇穴图谱》)

治关节痛

皮肤针疗法:取穴,脊椎两侧、颈、胸、腰椎,关节局部,骶部。脊背自上而下叩刺,关节局部作环状叩刺。

割治疗法:取穴,如对腰腿关节痛,取长强穴上 2 寸。治疗时在长强穴向上 2 寸处,作横行切口长 2~4 厘米、深 1~1.5 厘米,切除皮下脂肪少许,并将切除的脂肪重新放入脂肪深层。

割点疗法:取穴,病变部位阿是穴(痛点)或经穴。每次仅选1 穴。用手术刀割破皮肤,长 1~2 寸,出极少血,涂白降丹少许,不用敷盖。3 日割治 1 次,8 次为 1 疗程,疗程间隔 2~3 周。

拔罐疗法:取穴,病变局部及循经取穴。一般脊背关节痛用走罐疗法,急性关节痛用闪火拔罐,局部扭伤,有瘀血者刺络拔罐。(《实用针灸学》)

挑治疗法治类风湿性关节炎。挑治部位,背部自第 7 颈椎到第 5 腰椎两侧直至腋后线的范围内体表皮肤出现的疹点。疹点特征,似丘疹,针帽大小,稍突起,多呈灰白、暗红、棕褐或浅红

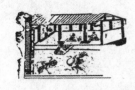

等色,压之不褪色。操作方法,挑治部位用碘酒、酒精消毒皮肤,左手将挑点捏紧,右手持缝衣针或三棱针将皮下纤维组织挑断、挑尽后,涂以甲紫,再用护创膏或消毒纱布封固,一周一次,以后再选点挑治。5 天内,局部不用水洗,以防伤口感染。(《针刺疗法》)

治肘痛。用皮肤针叩刺局部,使皮肤充血,出少量血液,如加拔火罐则效果更好,1~2 天 1 次。

治腕部腱鞘病。在局部用皮肤针叩刺,有消炎止痛作用。

治腱鞘囊肿。以局部针刺为主,可用粗针直刺破囊肿,并加挤压,经数次治疗,囊肿可缩小平软,但往往容易复发。因针刺治疗简单,不用外科处理。

第四节　全身性疾病的刺血验方

一、治急性乳腺炎

简易疗法有:外敷发酵面粉法、人工排乳垫棉压迫端托法、乳头风外治法(生肌散调敷)、内消简易方(橘核 30 克,甜酒 30 毫升,蒸馏水 200 毫升,文火浓缩至 100 毫升。每次 20 毫升,1日 2 次),简易吸乳器,以及针刺少泽穴放血疗法。(《上海中医药杂志》)

针刺拔罐治疗急性乳腺炎

1. 以患侧乳腺的背部对应点为针刺点。

2. 操作:先用碘酒、酒精棉球消毒,用三棱针或粗针头在对应点刺三下(刺到皮下),然后拔火罐,拔出少许血,约过 15 分钟取下火罐,再用酒精棉球盖针眼,用胶布固定 1～2 天即可。(《卫生与健康报》)

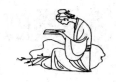

皮肤针等疗法治急性乳腺炎

皮肤针疗法:取穴,胸椎1~6,侧颈、下颌部、乳房四周。

挑治疗法:取穴,肩胛骨下部或脊柱两旁之不褪色的瘀血点。用三棱针挑破瘀血点,使之出血少许。若背部瘀血点不明显,可在患侧膏肓穴上下各二横指处挑治。

水气罐疗法:取穴,患乳四周,呈环形拔罐。

挑治法治疗急性乳腺炎。临床上采用挑治的方法,取背部第4~10胸椎旁开5寸处,左侧病挑右侧,右侧病挑左侧。具体方法:在健侧背部皮肤找皮下出血点,如无出血点,可摩擦皮肤,使其红晕,针挑最红处,以出血为度。进针2分深,一次挑1~3处即可。

快速针刺加拔火罐治疗乳腺炎。先在背部乳腺对应点上针刺,找到麻胀感以后快速出针,并立刻在针点上拔火罐,使之出血少许。(《山西医药杂志》)

三棱针点刺治疗乳腺炎。点刺的部位是第5~7胸椎旁开1.5寸左右处,大多数患者此处可有形似丘疹,大小如粟粒状红色小点。若无此点,可找其压痛点。操作时,在患乳腺炎同侧背部反应点处常规消毒后,用三棱针呈"∴"形点刺三针,然后在该部位上拔罐,留罐15~30分钟,其治疗50例,疗效满意。(《吉林中医药》)

二、治疗乳少证

用梅花针叩刺从天突穴开始,沿任脉叩打到鸠尾穴处。另从俞府穴沿足少阴肾经叩打到步廊穴处。(《针灸处方集》)

乳汁不足,是指产后乳汁分泌量少,不能满足乳儿需要者。本病比较常见,一般可分为气血虚弱和肝郁气滞两型。针灸治疗效果较佳。取穴足三里、合谷、乳根、少泽和膻中。食欲不振

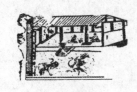

配中脘,失眠配三阴交。足三里和合谷穴只针不灸。膻中和乳根针灸并用。少泽点刺放血加灸。每日1次,留针15~20分钟,7次为1疗程。(《针灸研究进展》)

三、治 疟

针挑背部红点治疗疟疾,效果亦较满意。红点在患者背部任何部位都可以产生,但此点不高出皮肤表面,患疟时间短的颜色鲜红,时间长的变暗褐色。施术时找到红点后,局部进行消毒,以左手揪起红点处皮肤,右手持粗缝衣针将红点挑破,掘出点内白丝状物,挑断再挑,挑尽白丝,待点内流血为止。(《江苏中医》)

治肝疟,穴刺足厥阴见血。

治胃疟,穴刺足太阴阳明横脉出血。(《普济方·针灸》)

史记扁鹊之言曰:疾居腠理,汤熨之所及也。在血脉,针石之所及也。(《普济方·针灸》)

诸疟而脉不见,刺十指间出血,血去必已。先视身之赤如小豆者,尽取之。(《内经·刺疟篇》)

治诸疟而脉不见者,刺十指间出血。及看两舌下有紫肿红筋。亦须针去血。效。血去必已。先视身之赤如小豆者,尽取之。(《普济方·针灸》)

八关,奇穴,指爪甲基底之内部。刺出血。主治疟疾。(《针灸孔穴及其疗法便览》)

肝疟者,令人色苍苍然,太息,其状若死者。刺足厥阴见血。

胃疟者,令人且病也,善饥而不能食,食而支满腹大,刺足阳明太阴横脉出血。(《内经·刺疟篇》)

疟脉满大急,刺背俞,用五胠俞背俞各一,适行至于血止。(《内经·刺疟篇》)

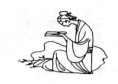

四、治支气管炎及哮喘

梅花针疗法治疗慢性气管炎。观察 50 例患者,近期控制 14 例,显效 13 例,好转 20 例,无效 3 例,有效率为 94%,显效以上者占 54%。咳、痰、喘主要症状见效平均时间为:咳 3.17 天,痰 3.24 天,喘 3.12 天。(《新医药通讯》)

皮肤针等治支气管炎:

皮肤针疗法:取穴,颈后部、颈前部、背部 1~4 胸椎两侧膀胱经、喉两侧。

割治疗法:取穴,手掌割治部位三四。

拔罐疗法:

(1)火罐:在背部横膈以上,脊柱两侧拔瘀血性火罐,膏肓、肺俞多加闪罐拔之。

(2)水罐:①罐液的配制。白芥子 30 克,细辛 30 克,延胡索 30 克,甘遂 9 克,共研为细末,置于 75% 的酒精 500 毫升内,浸泡一周,过滤后即可使用。②穴位选择:所用穴位分为三组。第一组,外定喘(左、右);第二组,肺俞(左、右);第三组,中喘(左、右)。③操作方法:将用过的青霉素或链霉素的小瓶底磨掉,即成小罐,每小罐内盛入水罐液 0.5 毫升。将装好罐液的小罐迅速垂直紧叩于穴位的皮肤上,不使罐液流出,然后用 20 毫升注射器,将针头垂直于瓶塞刺入,把瓶内空气抽出,构成负压,水罐即吸附于穴位上。局部皮肤被拔起一定高度后,将针头拔出,待 20~30 分钟,罐内皮肤出现深红色的红晕,即可将小罐拔掉。每日选用一组穴位,3 日轮回穴位 1 次,每个穴位轮回 5 次,共 15 次为 1 疗程。

治咳喘,穴曲泽,出血立已。(《普济方·针灸》)

拔火罐为主治疗慢性气管炎。穴位拔罐法:在有关穴位上

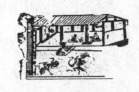

拔火罐、水罐、竹管、针药罐治疗慢性气管炎有较好的疗效。常用穴位有大椎、大杼、风门、定喘、肺俞、心俞、中府、云门等，一般留罐15~20分钟，每次拔4~6罐，6~15天为1疗程，有效率为85.2%~95.8%，显效以上者为49.39%~55.6%。如观察74例患者，对止咳、祛痰疗效较好，近半数喘息型患者平喘作用明显，70%的病例在5天内主要症状开始改善。(《江苏医药》)

水罐疗法治疗慢性气管炎疗效分析。水罐的治疗效果与水罐液有关，在同一治疗点，对28例患者分两组，一组16例加用中药液，一组12例不加中药液，一疗程后两组疗效相差悬殊，以加中药液的疗效为好。(《新医药学杂志》)

竹罐治疗一般用穴较多，治疗效果与火罐等相仿。还有先刺，然后在针刺部位拔火罐，治疗急、慢性支气管炎和急性扁桃体炎，皆有较好的效果。(《针灸研究进展》)

挑治疗法治疗支气管哮喘。在崇翼穴(第6颈椎棘突下崇骨穴旁5分)和喘息穴用三棱针挑刺，3~5天1次，10次为1疗程，治疗支气管哮喘30例，显效(治后哮喘停止，能参加劳动，至少1年未发作)16例，好转(治后哮喘未完全停止，但病势减轻，复发次数减少，时有小发作者)6例，无明显改善者8例。(《江苏医药》)

欬嗽：(风、寒、火、劳、痰、肺胀、湿)针曲泽(出血立已)、前谷。面赤热欬支沟，多唾三里。(《针灸聚英》)

皮肤针等治支气管哮喘

皮肤针疗法：取穴，脊椎(胸1~腰5)、肩胛环、项棱、项侧、手拇指甲根，第7颈椎至第12胸椎旁开两横指处，前后肋间、侧颈部、颌下部、气管两旁。自上而下叩打。

割治疗法：取穴，手掌割治部位三四、膻中、定喘。

拔罐疗法：拔火罐，取肺俞、膏肓，配合走罐沿脊柱两侧。拔

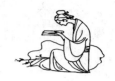

水罐,取肺俞、咳嗽穴。

五、治卒心痛

治卒心痛汗出,穴大敦,刺出血立已。(《普济方·针灸》)

邪客于足少阴之络,令人卒心痛、暴胀、胸肋支满,无积者,刺然骨之前出血,如食顷而已。(《内经·缪刺论篇》)

六、治神经衰弱

皮肤针治神经衰弱。用皮肤针或辊刺筒在肩胛间区到腰骶关节脊柱两侧距正中线 0.5~3 寸的区域内进行轻刺激,使局部皮肤潮红,亦可加拔罐。

梅花针治疗神经衰弱与癔症的效果均较好,因症而选用传统的治疗穴位。对神经衰弱用中度或轻度刺激,对癔症用较重刺激,放血则用中等刺激。(《上海市精神病学文摘》)

割治法等治神经衰弱。割治疗法取穴手掌割治部位三,手掌割治部位五。

水气罐疗法取穴背部自风门至肝俞,每隔两横指拔一罐;内关、足三里、三阴交及其上下每隔两横指各拔一罐;外关、合谷、涌泉、太阳各拔一罐。(《实用针灸学》)

七、治精神病

拿穴拔火罐疗法治疗精神病 50 例临床观察。拿穴是以指重压心、肺、肾俞等穴后叩击命门,然后在背部沿膀胱经拔罐,自上而下每侧拔火罐四个,留罐半小时,再后捏拿安宁穴(颈两侧1/3,颈动脉搏动的后方 1 厘米处),并用大黄与精神安适药,有效率为 91.68%。(《交流资料》)

刺血疗法与激光疗法用以治疗精神分裂症也有报道。刺血

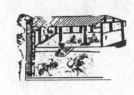

疗法所用穴位以太阳与曲池为主,配以委中与丰隆等穴,刺破浅表静脉血管放血少许,对精神分裂症的实证与热证的有效率达70%。(《针灸研究进展》)

八、治头痛

前顶寸五三阳前,甄权曾云一寸言,棱针出血头风愈,盐油楷根病自痊。(《针灸大成·行针总要歌》)

疗头风热痛,头肿大肿极。即以三棱针刺之绕寸已下。其头痛肿立瘥。穴前顶。(《普济方·针灸》)

刺络拔罐法治疗顽固性头痛 50 例。治法:前额头痛刺太阳(双)、印堂;偏头痛刺太阳(双);头顶及后头痛刺大椎或百会。于所取穴周围显露静脉的部位常规消毒,用小号三棱针刺入血管放血(呈暗紫色),血止后拔火罐 5~10 分钟,用 2%的碘酒棉球涂擦针孔。百会穴只放血不拔罐。7~10 天治疗 1 次,3 次为 1 疗程,每次出血总量 3~50 毫升。结果:治愈 30 例,显效 14 例,无效 6 例,总有效率 88%。初次治疗无效及出血呈淡红或鲜红色,一般不再采用本法治疗。(《陕西中医》)

点刺太阳穴放血治疗高血压头痛疗效观察。治法:主穴为太阳(双)、印堂,额痛加攒竹(双),巅顶痛加百合、四神聪,项强加风池(双),眩晕、眼花耳鸣加头维(双)。以刺血针或三棱针点刺各穴约 0.2 厘米深,每穴令出血 5~6 滴,体质壮实而头痛严重者可多至 10 余滴。每日或间日 1 次,10 次为 1 疗程。结果:本组 50 例中,基本痊愈 13 例,显效 17 例,有效 16 例,无效 4 例,总有效率为 92%。同时观察了病情相同的中药治疗组 30 例,总有效率为 70%,西药治疗组 30 例,总有效率为 67%。三组疗效比较以本组为优。(《中国针灸》)

用皮肤针轻叩头部痛处有止痛效果。较重者可选风池、太

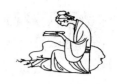

阳、阳白叩刺至少量出血后加拔火罐。

八邪：位于手背，将手握起，每两个相邻掌骨小头之间是穴。第1、2掌骨小头间者又名大都；第2、3掌骨小头间者又名上都；第3、4掌骨小头间者又名中都；第4、5掌骨小头间者又名下都。主治：头风、牙痛、手臂红肿、痹。针法：针1～2分，或出血。（《针灸经外奇穴图谱》）

皮肤针等治头痛

皮肤针疗法：取穴，脊椎两侧，以颈椎、骶椎部为主，头部阿是穴。

割治疗法：取穴，手掌割治部位三，手掌割治部位四。

拔罐疗法：取穴，印堂、太阳、曲池。实证患者宜拔罐治疗，瘀血者刺络拔罐。

九、治皮肤病

治神经性皮炎。局部可用皮肤针叩打，使少量出血，并可加拔火罐。叩针拔罐后，再涂敷药物，效果更好。每日或隔日1次。（《针灸治疗手册》）

放血法治疗痧病。适用于痧毒入血分引起的高热不退，头痛如劈，身痛如被杖，面红目赤，痧点显露，烦躁不安，胸腹胀满，舌质灰蓝，苔厚黄，唇焦烦渴和指甲青紫等症。

部位：手足十宣、委中等穴和舌下静脉。

用具：三棱针或大号缝衣针1枚。

操作方法：针具和针刺部位先用75%的酒精消毒后，再用三棱针刺入痧筋显露部位，放出紫黑色血液少许，或至血色变红为止。（《痧病民间疗法》）

针刺拔罐法治疗多发性疖肿。取天宗、灵台、中枢、身柱，消毒后用三棱针点刺，立即用中号火罐拔之，10分钟取下，可拔出

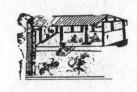

深紫色的血液若干毫升,然后再用酒精棉球擦净即可。重症可同时在委中穴的皮下浅静脉处放血3毫升。7例患者经1次治愈者3例,2次治愈者2例,3次治愈者2例。(《哈尔滨中医》)

梅花针与拔罐配合治疗风疹。操作方法是:先取梅花针一枚,沿着脊椎两侧(即膀胱经线上)自大椎处向下叩打,每针距离约1寸远,刺到第5腰椎处为止(针具与所刺激的皮肤均需消毒)。然后再取酒精棉球将叩打部位擦湿,用中号罐子一个投火后,立即叩在大椎旁的穴位上,将罐缓缓向下推动,状如虫行,推至第5腰椎处为止。两侧均如此操作,早晚各1次。(《针灸处方集》)

治丹毒。局部用三棱针散刺或皮肤针叩刺,至局部微量出血,也可再加拔火罐。每天治疗1~2次。湿疹也可参照此法。(《针灸治疗手册》)

挑痧法治痧毒流连。适用于痧毒流连于卫气营血所致的发热不退,神疲嗜睡,皮肤干枯色晦,皮下隐约有斑疹,烦躁不安,全身酸胀和舌灰色等症。

部位:随经络穴位挑皮下黑褐色的小点或红色疹点,取穴方法与针灸相同。但也有不按经络穴位,而随病症部位所见疹点散挑的。

操作方法:选用大号缝衣针一枚,先把针具和所挑部位的皮肤进行消毒;随经络选挑穴位或病症出现严重的部位,用针挑皮下疹点的纤维,直至纤维挑尽时,再挤压挑口排血,至血色变鲜红为止,然后用酒精或生姜片涂擦伤口即可。(《痧病民间疗法》)

治荨麻疹

三棱针疗法:取穴,耳壳背面第二条小静脉。每次选耳背第二条小静脉2~3个刺激点,用三棱针点刺放血,每周治疗1次。

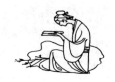

皮肤针疗法:取穴,脊椎两侧(颈椎至尾骶部)、耳前、下颌部。

水气罐疗法:取穴:大椎与心俞上下左右各旁开二横指,配曲池、合谷、委中、血海、三阴交、足三里、中脘、内关。以大椎与心俞为标准,在其上下左右各拔四罐,而后在配穴及其上下二横指再拔两罐。(《实用针灸学》)

瘰疬疮。灸肩井、曲池、大迎。针缘唇疮去恶血。(《针灸聚英》)

挑治疗法治疗颈后毛囊炎。寻找患处附近暗褐色,压之褪色,大小不等的小点为挑治点,挑断肌纤维3~5根,再以轻、中、重手法(耐受为度)点刺5~7次,3日1次,每次换新挑治点2~3个。附1例青霉素治疗2个月无效,改用本法3次治愈,随访年余未复发。(《河南中医》)

旱莲酊配合七星针治疗斑秃。治疗11例,痊愈10例,有效1例,疗程1~3个月。药物配制法:旱莲草20克,蒸20分钟,候冷,加75%的酒精200毫升浸泡(冬春3日,夏秋2日)后去渣取汁。用法:搽患处待干,用七星针轻叩打,以皮肤潮红为度。开始搽药,每日3次,叩打2次。待新发增生时,改为每日搽药2次,叩打1次。(《上海中医杂志》)

挑闷疹子:分开顶门内,有红筋、红瘰,挑破即止。(《串雅外编·针法门》)

凡遇闷瘄(杭州一带称麻疹为暗),分其顶心细看,有红筋、红瘰,挑破即出。(《麻疹阐注》)

十、治消渴

左金津,右玉液,在舌下两旁紫脉上。主治消渴、口疮、舌肿、喉痹。三棱针出血。(《类经图翼》)

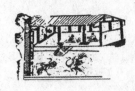

海泉,在舌下中央脉上。主治消渴。针出血。(《类经图翼》)

海泉一穴,在舌下中央上是穴。治消渴。用三棱针刺出血。(《针灸大成》)

舌下中央系带上,金津、玉液之中间微后些。针2分,出血,主治消渴、呃逆。(《中国针灸学》)

上腭穴,入口里边在上缝赤白脉是。针三锃,治蚵蟥黄疸,四时等病。(《备急千金要方》)

十一、治脑出血

脑血管意外

闭证:宜宣闭开窍,降火化痰,祛风行气,取十二井穴,督脉,足厥阴经穴为主,用三棱针刺出血。强刺激,井穴放血。

皮肤针疗法:取穴,语言謇涩取哑门、风门、通里、翳风、廉泉、夹脊(胸5~6、胸8至骶5)等;偏瘫取夹脊(胸5至腰5至骶5)、手阳明、足阳明、少阳、太阳经循行路线。

貌太子尸厥,扁鹊取三阳五会,有间太子苏。唐高宗头痛,秦鸣鹤曰,宜刺百会出血。武后曰,岂有至尊头上出血之理。已而刺之,微出血,立愈。(《针灸大成》)

除其他配穴外,若神志不清者,取百会、水沟(放血),针刺手法分轻刺激与重刺激两种,患者体弱病重用轻刺激,反之用重刺激。一般先针刺患侧3次(每日1次),休息1~2日。然后再针刺患侧6~7次后,针健侧1次。共治疗22例,脑出血10例,有效率占70%;脑出血后遗症几例,有效率达91.6%。(《哈尔滨中医》)

针挑治疗偏瘫。本法可疏通经络,调整气血和脏腑功能,促进恢复。取穴①面瘫:人中、地仓、颊车、眉梢、承泣等穴。②上

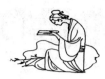

肢:肩、肘、腕关节区。③下肢:髋、膝、踝关节区。④中风八穴:太阳、曲池、风池、下曲池(双侧)。⑤放血:十宣、兑端、百合、八风、八邪。局部消毒后,用缝衣针穿过麻醉点,摆动几下,将皮下白色纤维挑出拉断或用刀割断。面部与肘、膝以下不宜挑深,因易出血,挑时避开血管。(《辽宁中医杂志》)

十二、治高血压

治高血压及高血压性心脏病

皮肤针疗法:叩打颈后、尾骶、气管两侧,及肢体不遂的局部,按自上而下,自内而外顺序叩。

拔罐疗法:取穴,背侧第一侧线穴位及肩髃、曲池、合谷、承扶、委中、承筋、承山、昆仑、涌泉、申脉、足三里。根据症状选择穴位,一般拔 6~8 罐,每次留罐 10~15 分钟,每日 1 次。

梅花针治疗高血压病 150 例疗效观察。根据具体症候,在不同部位和穴位进行治疗。分镇静缓解降压法:适于血压较高者,取颈部、骶部、乳突部、气管两侧,臀部的阳性反应区及内关、风池、三阴交;调整、巩固已降血压法:取脊柱两侧,重点刺激腰、骶部的阳性反应区、气管两侧及乳突部、足三里、小腿内侧。另加对症处治的部位和穴位。采用轻度或中等刺激。隔日 1 次。本组 150 例治疗 7~114 次后,35 例显效;87 例改善;28 例无效。(《浙江中医杂志》)

十二井穴:少商穴,位于手拇指远侧指节桡侧,当平齐桡侧指甲角与腹桡侧缘连线上中点处。商阳穴,位于手食指远侧指节桡侧,当平齐桡侧指甲角与指腹桡侧缘间之中点处。中冲穴,位于手中指端中央,去指甲游离缘约 1 分处。关冲穴,位于手环指远侧指节尺侧,当尺侧爪甲角与指腹尺侧缘间之中点处。少冲穴,位于手小指桡侧,当平齐桡侧指甲角与指腹桡侧缘间之中

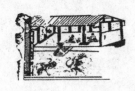
点处。少泽穴,位于手小指远侧指节尺侧,当平齐尺侧指甲角与指腹尺侧缘间之中点处。主治:一切痧暑急症、高血压。针法:浅刺出血。(《针灸经外奇穴图谱》)

十三、治呕吐

干霍乱,胸腹搅痛,胀结闷乱,上欲吐而不能出,下欲泻而不能行,即今所谓绞肠痧,最为危急之症。以生白矾末一钱(3克),入滚汤内候冷灌之,如不止,将针刺十指出血,如治痧法;再将患者腿腕横纹上,蘸温水拍打有紫红纹见,以针刺出紫血立愈。(《良方集腋》)

十王,奇穴。手十指爪甲后正中赤白肉际。用三棱针或粗针刺出血,针头微向指关节方向,刺入约1分。主治痧症、中暑、霍乱。(《针灸孔穴及其疗法便览》)

委中出血,却能解暑秽,消血毒,不仅善治霍乱之吐泻,即一切梅毒恶疮,针之出血,当亦能立见消散也。(《针灸经穴图考》)

皮肤针治疗妊娠呕吐。即用皮肤针在双侧眼睑周围、眉弓上部、前额部、两颞侧,耳郭前、后颈部,以及骶部进行叩打。由于叩打部位不同,叩打的方法也不一致,可用环形、横行、纵行的刺激方法进行,每个部位的刺激以4~6行(或圈)为宜。如喉部有阻塞感者,可加刺颈前甲状软骨周围皮肤。为了提高效果,在施术中需患者试用中度咳嗽,以期震动咽喉和气管的方法配合治疗。(《新医药学杂志》)

用穴位吸引器治疗严重妊娠恶阻。治疗62例,40例显效,22例好转,效果满意。穴位吸引器是特制的玻璃器,也可用小茶壶或胎头吸引器代替,壶嘴上套皮管,使用时将壶口放在中脘穴上,皮管的另一端接上吸引器或50毫升针筒,将壶内空气吸出,

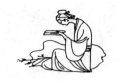

使之呈负压,随即弯曲皮管,用夹子夹紧,防止漏气。此时患者立即进食,食后 15~20 分钟放去负压,取下穴位吸引器,每次食前使用一次。有些患者使用 2~3 天后疗效有降低……这时可加用针刺足三里或 75% 的酒精灌耳。(《上海中医药杂志》)

粗长针点刺承浆穴治疗热性呕吐证。在承浆穴点刺放血,治疗热性呕吐证,获得了满意的效果。其操作方法是:选用长三棱针一枚,左手夹持穴位,右手持针施以点刺,刺后双手挤捏穴位,令其出血。(《针灸处方集》)

针灸治疗妊娠呕吐。先灸中脘、足三里 5~10 分钟,再用毫针点刺金津、玉液使之出血,轻者每日 1 次,重者每日 2 次,共治疗妊娠呕吐 20 例,症状消失者 10 例,症状减轻 9 例,1 例无效。(《中医杂志》)

十四、治甲状腺功能亢进

三棱针疗法:取穴,颈肿块局部。治疗时患者端坐稍仰头,用左手固定肿物,右手持三棱针(直径 0.9~2 毫米,长 10~20 厘米,根据肿物大小选用),向肿块腺体横刺,快速进针,以恰到对侧壁为宜,进针后不捻针、不提插,迅速退针至皮下,再向上下左右刺四针,深度均恰到对侧壁(即五针呈锥体形),每次拔针切忌偏斜,迅速出针后用消毒棉球压迫针孔 3~5 分钟,以防出血。每日针刺 1 次,7~10 次为 1 疗程,疗程间隔休息 3~7 日(此法也适应于单纯性甲状腺肿)。

截根疗法:取穴,肺俞、心俞。穴位消毒后局麻,用小刀片切开穴位表皮,刀口长 1 厘米,并用三棱针挑断皮下纤维组织,深度 0.3~0.5 厘米即可,挑 3~4 次后,外涂以碘酒,敷盖无菌纱布,胶布固定,每次治疗时取一穴,各穴交替运用,每 7~10 日截根 1 次。

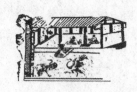

中
国
民
间
刺
血
术

十五、治咬伤

凡被咬伤,应对伤口立即进行处理,宜用针刺出血,或用药筒拔之,使毒素外出。(《串雅内编》)

凡被蛇咬伤之后,应先在创口近心端进行结扎,阻止淋巴静脉血回流,以防毒液扩散。但须每隔 20 分钟左右放松 1 次,以免肢体因血液循环障碍发生坏死。一般在 3 小时后解除绑扎。其次立即用消毒针将伤口挑破,拔出毒液,并用手从肢体近端向远端挤出毒液,或用吸器(如火罐)拔出毒液,然后用盐水冲洗伤口。(《串雅外编·说明》)

十六、治肺炎

三棱针疗法:取穴,大椎、十宣、尺泽、委中及井穴放血。

拔罐疗法:取穴,风门、肺俞、膏肓穴,或在肺部有湿性啰音处拔火罐,每日或间日 1 次。

十七、治急性单纯性胃炎

皮肤针疗法:取穴,叩打脊椎两侧,重点是第 8 胸椎至第 3 腰椎,下腹部及骶尾部。

拔罐疗法:取穴,中脘、天枢、脾俞、胃俞。先拔腹部穴,再拔背部穴。背部俞穴,还可用三棱针点刺后再拔罐。

十八、治急性肠炎

三棱针疗法:取穴,曲泽、委中。呕吐者,加金津、玉液。此方适宜水泻脱水者。

水气罐疗法:取穴,腹侧,神阙左右旁开二横指,每侧拔 1 或 2 罐;神阙下每隔二横指拔 2~3 罐,止于曲骨穴;背侧,命门左右

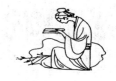

旁开二横指,由此向下连续拔 4~5 罐;内关、足三里、三阴交各拔
1 罐,每天治疗 1 次。

十九、治肾盂肾炎

皮肤针疗法:取穴,脊椎两侧、腰骶、下腹部,大腿内侧。

水气罐疗法:取穴,腹部,神阙左右旁开二横指拔 2 罐,神阙
下每隔二横指拔 2~3 罐;背部,命门左右旁开二横指拔 1 罐,由
此穴向上向下隔二横指连拔 6~7 罐;下肢,足三里下二横指,三
阴交上二横指拔 1~2 罐。

二十、针挑治疗淋巴结结核

用针挑治疗淋巴结结核,收到了较好的效果,有效率 100%。
针挑的方法是,先在患者的背部距脊椎骨两旁 2 寸处的范围内,
上至肩胛骨下至腰椎附近,由下而上用手指轻擦皮肤 5~10 次,
于是在擦过的皮肤处可出现米粒大的瘀血点,即是针挑的部位。
每次可找出红点 3~7 个。这时将红点做上记号,进行消毒,然后
用消毒过的粗针,挑破红点,使局部略出点水或血,再以干棉球
擦干即可。每隔 7~10 天挑 1 次。下一次操作仍要重新找出红
点再挑。(《中医杂志》)

二十一、臂臑穴截根治瘰疬

用截根的方法治疗瘰疬,效果较满意。操作的方法是,在臂
臑穴处以奴夫卡因局麻后,用外科手术刀行横切口,长达 1 厘
米,深至肌膜(以能钩出肌纤维为度),每次用钩针钩出肌纤维束
4~6 根,以手术刀割断,撒上磺胺粉,再加入灭菌纱布以胶布固
定。每周截根 1 次。第二次在原截根部位的左一横指处,第三
次可在右一横指处。截根后 1 周左右,用圆利针或尾针在患处

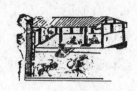

扎 3~4 针。先刺入瘰核中央 1 针,然后刺周围,如有脓者,可用注射器将脓抽出。一般 2 周内生效,3 个月可痊愈。(《哈尔滨中医》)

二十二、治流行性感冒

老商:位于拇指尺侧缘,平爪甲根,指腹尺侧缘线与爪甲尺侧角连线之中点。左右计 2 穴。主治:流行性感冒。针法:针刺后用手挤血。(《针灸经外奇穴图谱》)

中商:位于拇指背侧正中线,爪甲根后 1 分处。左右计 2 穴。主治:流行性感冒。针法:针刺后用手挤血。(《针灸经外奇穴图谱》)

皮肤针疗法:对于发热而汗不出者,沿背部膀胱经进行叩打。

罐拔疗法:对于发热而不出汗者,刺大椎穴出血后再拔罐,或于背部风门、大杼拔闪罐,头两侧剧痛者,太阳穴刺络拔罐。

二十三、治颈淋巴结结核

皮肤针疗法:取颈部结喉两侧,项背两侧沿膀胱经叩打至阳穴即可。颈部病灶区,在其周围呈环形叩刺。

割治疗法:取穴处方,①患者大椎穴处,有如针尖大之红色小点,又旁开了指下 1 寸,两侧也有同样小点,用头号针消毒后,斜刺红点 3~4 分,有 5~6 根白色纤维,用刀割断,挑 3 次。1 周后再检查,第 3~5 胸椎如有红色点,同样割挑,而后贴上膏药(血竭 15 克,儿茶 15 克,冰片 12 克,乳香 15 克,没药 15 克,五倍子 30 克。上药研细,白蜜调匀,摊白布上,贴患处)。②让患者将脚洗净,涌泉穴常规消毒,局麻用刀划破皮肤,2 分深,1 寸长,将皮内的小颗粒取净,敷上生肌药(珍珠 0.5 克,麝香 0.1 克,血竭

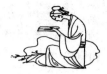

0.5 克,乳香 0.5 克,京牛黄 0.5 克,共研极细末备用),再用绷带包扎。左病割左,右病割右,两侧病双侧割。2 周方能走路,100 天可痊愈。

挑治疗法:取穴,八髎、髎间。可分组挑治,如双上髎、双上髎间、双次髎、双次髎间……或找取背部红色疹点以及鸠尾穴挑治。

二十四、治单纯性甲状腺肿

挑治疗法:取穴,腺肿阿是穴。治疗时用左手将肿块提起,向肿块内稍压迫,使肿块皮肤稍紧张,皮肤消毒,用 26~28 号毫针快速从中央部穿过或刺入结节中心,并迅速出针,每针刺 1 次,7 次为 1 疗程。切忌刺破血管,仅毫针在腺肿内轻轻挑动。

二十五、治癫痫

针刺长强穴治疗癫痫证 55 例临床观察。针刺长强穴治疗癫痫证 55 例,近期有效率达 90.5%。施术时令患者取膝胸卧式,穴位消毒后以左手将穴位局部组织捏起,右手持三棱针重刺长强穴及其前后左右各一针,深 2~3 分,呈 $\therefore$ 形,四点距长强穴各 5 分,然后挤压使局部出血,再用干棉球将血擦净。如此每周针刺 1 次,10 次为 1 个疗程。等 1 个疗程后,休息 1 个月,如再犯继作第 2 个疗程,最多为 3 个疗程。(《天津医药》)

疟发身方热,刺跗上动脉,开其空、出其血,立寒。(《内经·刺疟篇》)

委中:主膝痛及拇指、腰夹脊沉沉然,软弱,腰重不能举体,小腹坚满,风痹,髀枢痛,可出血,痛疹皆愈。伤寒四肢热,热病汗不出,取其经血立愈。

皮肤针疗法:取穴,十宣、手足心、后颈腰骶部。

挑治疗法:取穴,长强上 5 分、1 寸、1.5 寸处 3 穴。挑皮下

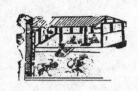
组织,每周挑治 1 次,3 次为 1 疗程。

二十六、治痔疮

三棱针疗法:取穴,在龈交穴处发现有一米粒大的小疙瘩,三棱针挑破,放出少量血液,或手术切除。

二十七、刺血法治疗急性嗜盐菌食物中毒

主穴:中冲(双)、少商(双)。配穴:神阙、水分、阴交、肓俞(双)。备用穴:足三里(双)。用三棱针点刺主穴深 0.3~0.5 分。医者用拇食指从患者的腕部向指端方向推按顺压使之充分出血,血色由紫暗变淡红色。中毒较深加刺配穴深 1~4 分,重度休克、神志不清可用直径 0.7~0.9 毫米粗针刺足三里穴,深度以有刺骨膜声为度。本组 752 例均以本法治疗 1 次后观察 2 小时内疗效,结果临床治愈(腹痛、腹泻、呕吐均消除,指压法毛细血管充盈时间在 1 秒钟之内,血压、体温、脉搏恢复正常)725 例;有效(腹泻止,但仍存在以上其他症状之一者)24 例;无效 3 例。总有效率 99.6%;无 1 例死亡。(《辽宁中医杂志》)

凡初中风跌倒,卒暴昏沉,痰涎壅滞,不省人事,牙关紧闭,药水不下,急以三棱针刺手十指并十二井穴,当去恶血。又治一切暴死恶候,不省人事,及绞肠痧,乃起死回生妙诀。(《针灸大成》)

二十八、治猝死

凡人无病,或坐卧,或酒后,陡然即死者,名旺痧。将本人口内用铁器撬开,以银簪刺舌下小有筋,血出即活,不可刺正中。又方,以闷醋灌下,即刻治矣。(《串雅外编·起死门》)

急痧将死:将口撑开,看其舌处有黑筋三股,男左女右,刺出紫血一点,即愈。刺血忌用针,须用竹箸,嵌碎瓷碗尖为妙,中间

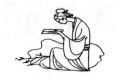

一筋,切不可刺。(《串雅外编·起死门》)

治中恶方:葱心黄刺鼻孔中,血出愈。(《备急千金要方》)

猝死,或先有病痛,或居常倒仆,奄忽而绝,皆是中恶之类。疗方:取葱刺鼻,令入数寸,须使目中出血乃佳。一云耳中血出佳:此扁鹊法。(《外台秘要》)

二十九、治白带

水气罐疗法:取穴与治法,腹侧以肚脐为标准,旁开两横指各拔一罐;脐下每隔两横指拔一罐,再以关元穴为标志,左右各旁开两横指各拔一罐;背侧以腰带印为标志,距中线两横指,两侧各拔一罐,依次向下,每侧再拔 4~5 罐。最后在足三里、三阴交穴各拔 1 罐。(《实用针灸学》)

三十、治小肠气疝癖

有小肠气疝癖、膀胱气胁痛等疾,皆痛至心,宜审谛,不以执一而刺之,如汗出,刺大敦出血,立已。(《普济方·针灸》)

三十一、治五脏六腑气不和

五经纹:位于手五指掌侧,拇指之指节横纹 1 穴。食、中、无名、小指之近侧指节横纹四穴。左右计 10 穴。主治五脏六腑气不和。针法:针刺 1 分,刺出黄白色液体。(《针灸经外奇穴图谱》)

第五节　小儿疾病的刺血验方

一、治百日咳

针刺治疗小儿百日咳临床观察。本组 112 例,病程 5~38

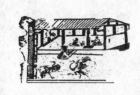

天。治法:常规消毒后,用三棱针(婴儿用5分毫针)点刺四缝穴,挤出黏液后,以酒精棉球轻按针孔。每日刺1次,每次一手,两手交替。一般不配合任何药物。注意患儿寒暖,饮食宜清淡易于消化,免食生冷黏腻辛辣等物。结果:痊愈82例,显效21例,无效9例,有效者平均治疗5次。(《中医杂志》)

针刺治疗百日咳40例。40例均治愈(针2次者23例,3次者15例,5次者2例)。第1组取穴双肺俞及风门;第2组双少商及商阳;第3组双曲池及商丘。针刺第1组穴时,均采用轻刺激手法,捻转不留针,针后可拔火罐。针刺第2组穴时,用三棱针点刺出血,刺入约0.5分(如粟米状即可),以刺出血为度,刺时宜轻、浅、速,出血不宜过多。针刺第3组穴时,采用重刺激手法,捻转后不留针。以上均每日1次。(《中国针灸》)

四中缝:位于手二、三、四、五指掌侧近侧指节与中指节横纹中间点。左右计八穴。主治:百日咳。针法:刺出水液。(《针灸经外奇穴图谱》)

二、治疳积

治不嗜食(资生经)刺然谷多见血,使人立饥。(《普济方·针灸》)

四缝,两手除拇指外四指掌面之第一指节与第二指节横纹缝之两头(每指2穴),刺出黄白色之透明液体。主治小儿疳疾。(《中国针灸学》)

四缝,奇穴。手食、中、无名、小指掌侧的第一节与第二节关节部横纹中间;一说在食、中、无名、小指掌侧第一二节横纹两头,每指二穴,左右共16穴;或谓在无名指中节,用圆利针点刺挤出血。主治小儿消耗症,轻症点刺挤出血液,重症挤出黄白色透明黏液。据称针后两三天即有显著效果。(《针灸孔穴及其疗

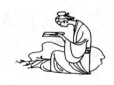

法便览》)

中药、针刺治疗小儿疳症 120 例疗效观察。以清疳健脾汤（苏条参、白术、黄芪、当归头、茯苓、酸枣仁、龙眼肉、炒鸡内金各 10 克，广木香、淡竹叶、薄荷、炙甘草各 3 克，炙远志 6 克，蝉蜕 5 克，生姜 1 片，大枣 3 枚)加减及针刺疗法(主穴：四缝，刺约 1 分深，以出黄白色黏液为度。配穴：内关、内庭、行间。每日或间日 1 次，每次取单侧四缝和对侧配穴)治疗本证。结果：中药加针刺组 80 例，治愈 73 例，好转 5 例，无效 2 例；中药组 40 例，治愈 28 例，好转 8 例，无效 4 例；对照组 20 例(西药对症处理)，治愈 4 例，好转 5 例，无效 11 例。(《云南中医杂志》)

鱼际穴割治兼服中西药治疗小儿疳积 350 例。鱼际穴常规消毒后作浅表割开，挤出黄白色约黄豆大的脂状物，撒上止血粉，盖好消毒纱布包扎。根据不同的疳积患者，采用各种中药配方和西药对症治疗。本组 350 例随访两个月。结果：显效 215 例，进步 120 例，无效 15 例，总有效率为 95.7%。(《上海中医药杂志》)

针刺四缝治疗小儿疳症。取四缝穴(位于食、中、无名指及小指的中节横纹中)，上四缝(位于上述四指的第一节横纹中)，下四缝(位于上述四指的第三节横纹中)。操作时用钢针 1 枚，刺上述各穴(左右同刺)，约 1 分深，以出黄色液体为度。每天 1 次，至痊愈为止，一般 7~8 次即可。220 例病儿，痊愈者 205 例；未愈者 15 例。痊愈者以刺 6~9 次为最多，未愈者以刺 1~2 次者最多。(《上海中医药杂志》)

三、治惊风

乌沙惊：因生冷太过，或迎风食物，血变成沙，遍身乌黑是也。青筋过脸，肚腹膨胀，唇黑，五脏寒……在遍身拭摩，从头往

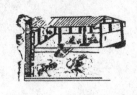

下推,引乌痧入脚,用针刺破,将火四心煅之。(《针灸大成·治小儿诸惊推揉等法》)

脐惊风:因产下剪脐,入风毒于脐内,口吐白沫,四肢掣动,手拈拳,眼偏左右,此症三朝一七便发,两眼角起黄丹,夜啼,口内喉潢有白泡,针挑破出血,即愈。(《针灸大成·治小儿诸惊推揉等法》)

小儿惊风,用3分毫针。风关此穴在食指根横纹中,少少外口下针见血即可。针毕务必出汗为妙,不见汗不效,见汗时须避风,待至汗消妥当,方可任意街游,不然不策惊病不痊,而惊风更重,再针不效,须下药饵,顾复之家留意可也。男先左手,女先右手。小儿疹痘时以及疮疡泄泻等症,万不必针,至嘱至嘱。(《针法穴道记》)

针刺行间穴出血治疗小儿疝气。用毫针浅刺患侧行间穴,使其微出血,每隔3~7天针1次,治疗小儿疝气亦收到了较好的疗效。7岁以下的小儿疝气一般针3~7次治惊水即可愈。(《针灸处方集》)

四、治猢狲痨

四缝四穴,在手四指内中节,用三棱针出血,治小儿猢狲痨症。(《奇效良方》)

猢狲痨,小儿有此症,求食不止,终夜不睡,用针刺两手面中三指中节能曲处。周岁者用中号针,六七岁用大号针,刺进半分许,遇骨微位即拔出,不可误针筋上。若疳甚无水,刺数日方有白水;不甚者,即有白浆。刺数日,随有血,一指有血,一指不刺;二指有血,停止二指不刺;若六指俱有血,病痊,不复刺矣。凡刺,须隔1日,俟天晴,雨则无益。刺后即得睡,减贪馋,忌枣、栗干甜果物,食则复发。如初刺有血,非此症矣。(《串雅外编·针

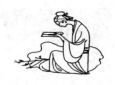

法入门》)

五、治发热

小儿新针退热 911 人次疗效观察。针刺少商、合谷和曲池等穴治疗 911 人次发热的病儿，收到了显著效果，有效率达 72.9%。有些病儿，针刺 1 次体温即逐渐降到正常。有些孩子在降温后又重复上升，可再行针刺，多数可再次收效。但最少应相隔 1.5~2 小时后进行第二次针刺。具体方法是：少商穴点刺放血，合谷与曲池穴进针 0.5~1.5 寸，以强刺激手法快速捻转。（《护理杂志》）

针刺治小儿发热的初步介绍。以针刺四缝、手十井（少商、商阳、中冲、关冲、少泽双侧）为主，治疗小儿发热，效果较好。各穴皆以连刺使其出血，针四缝穴时，以点刺四缝穴处的静脉，如发热兼便秘者加支沟、照海，不思饮食者加内关、足三里。10 例病儿，经 1 次治愈者 5 人，2 次治愈者 3 人，3 次治愈的 1 人，4 次治愈的 1 人。（《广东中医》）

六、治哮喘

穴位割治疗法治疗儿童支气管哮喘的疗效观察。穴位割治疗法治疗儿童哮喘 256 例，年龄在 3~14 岁，病程在 1~12 年，分两组观察，单纯割治组 116 例。取穴：第一次膻中，第二次双侧肺俞，第三次双侧喘息。每周 1 次，一般治疗 3 次，有效率 79.31%；割治加服止喘药组 140 例，有效率 80%，两组无显著差异；但发作期加药能在 1~2 天控制发作或明显减轻，不加药则大部分需要 2~3 天逐渐控制或减轻，不加止喘药组，有 4 例割治后喘息加重。（《新医药学杂志》）

针刺四缝穴治疗小儿哮喘。操作时拉住患儿手，使其掌心

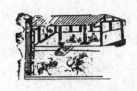
向上,手指伸直,局部先用碘酒、酒精消毒,再用消毒后的三棱针或缝衣针进行快速点刺,刺入 2~3 毫米,刺后从针孔挤出黄白色黏稠液体,取双侧,3 天 1 次,3 次为 1 疗程。共治疗 27 例,其中显效者 3 例,好转者 21 例,无效 3 例。(《辽宁中医杂志》)

小儿暴痫,若目反上视,眸子动,当灸囟中……次灸两耳后完骨上青脉,亦可以针刺令血出。(《备急千金要方》)

七、治口疮

三棱针点刺四缝穴治疗小儿口疮。用三棱针点刺四缝穴试治小儿口腔炎近 20 例,取得了满意的疗效。一般经 1~2 次治疗即可痊愈。具体操作方法是,用三棱针(或圆利针)速刺,进入皮下后。迅速捻转一周,放出少许的淋巴液或血液即可。每隔 3~4 天针 1 次。(《辽宁医药》)

八、治腹泻

割治疗法治婴幼儿腹泻。取穴,第 11 胸椎棘突旁开 3~4 厘米,或鱼际。割治时局部常规消毒,自第 11 胸椎棘突旁开始,向左或右割 3~4 厘米,破皮见血为度,敷以消毒纱布包扎即可。割治鱼际穴,刀口呈纵线即和肌纤维走行一致,其他处理同上。(《实用针灸学》)

针刺治疗小儿腹泻报道。热泻,治宜清热化湿,取穴尾窍骨(位于尾骨尖上 1 寸处);配脐中四边穴(位于脐中上下左右各 1 寸处),合谷、少商和商阳,点刺出血,病情重者每日针灸 1 次,病情轻者隔日针灸 1 次。(《陕西新医药》)

九、治黄水疮

耳壳后,耳壳后背紫红筋上分岔处。刺出血,治疗小儿头部

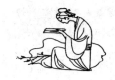

黄水疮。(《经外奇穴汇编》)

十、治暴痫

治小儿暴痫者,一法,大人当耳上横三指,小儿各自取其指也,次灸两耳后,完骨上青脉,亦可针刺令血出。(《普济方·针灸》)

十一、治夜啼

中冲穴点刺放血治疗小儿夜啼症。小儿夜啼症,多见于3岁以下婴幼儿。大多由受惊后引起。根据祖国医学理论,选用手厥阴心包经的中冲穴点刺放血治疗小儿夜啼症33例。其中因惊吓所致的32例,均当日见效,且在1周内无复发;另1例因患腹泻伴随夜啼,治疗无效。(《赤脚医生杂志》)

十二、治小儿麻痹后遗症

三棱针疗法:取尺泽、曲池、委中、中封、肾俞、命门、小肠俞。每周1次,10次为1疗程。

十三、治遗尿症

皮肤针疗法:取穴,小腹部任脉,足少阴经循行路线、八髎、夹脊11~21、三阴交、太溪。每天睡前叩打一次。

水气罐疗法:取穴,神阙以下每隔二横指一罐,至中极穴;由神阙向左右旁开二横指再向下拔3~4罐;骶髂关节左右各拔3~4罐。

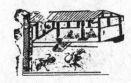

后 记

　　针灸术是祖国医学的一份珍贵遗产。我从事中医工作40余年,特别注重针灸术中刺血术资料的收集和临证运用。由于刺血术广泛流传于民间,必须深入群众,恳求名医指点,博采众长,才能获得它的精华。

　　我为了有意义地度过晚年,愿意发挥一点余热,遂下定决心,制订了一个拜访名医,收集医术,为人民治病兼览各地名胜古迹的计划。明代医药学家李时珍,在群众帮助下,长期上山采药,深入民间,向农民、渔民、樵民、药农、铃医请教,参考历代医药书籍,著成《本草纲目》《濒湖脉学》《奇经八脉考》等书。清代医家叶天士,集众人之长,自成一家,著成《温热论》《临证指南医案》《未刻本叶氏医案》《叶氏医案存真》《幼科要略》等书。

　　为了效仿名贤,从1980年起,我普游了四川,以及毗邻省湖北、湖南、贵州、云南、陕西、河南等地区,见到了祖国的名山大川,郁郁葱葱,蔚为壮观!同时,向各地名医同道学习,使我增长了见识。

　　我在各地学习时期,注意挖掘古今医方,了解高山及平原不同气候和各地发病的情况,并先后拜访各地许多名老中医、老教授、老草医、民族医,以及有一技之长的群众等数十人,并吸收了民间行之有效的古方与土方。我平日比较注重总结经验,记载

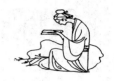

病历方案,在此基础上,写成了《中国民间刺血术》一书,为振兴中医事业做点微小贡献。限于本人水平,书中不足之处,热切希望同道和同志们给予批评和指教。

　　本书写成,除了感谢我的祖父玉亭、伯父紫荣的教导外,我还要感谢以下各位老师和同志们对我的指导和帮助!

　　徐秉均(遂宁市中医院主任医师)

　　方国良(遂宁市中医院主任医师)

　　彭履祥[成都中医学院(现成都中医药大学)教授]

　　艾儒棣[成都中医学院(现成都中医药大学)教授]

　　李克光(四川省中医药研究院教授)

　　张锡君(重庆市中医院主任医师)

　　史方奇(重庆市中医院主任医师)

　　李松龄(重庆市中医院主任医师)

　　陈源生(重庆市中医研究所研究员)

　　黄星垣(重庆市中医研究所研究员)

　　冯涤尘(重庆市中医研究所主任医师)

　　陶克文(重庆市中医学校主任医师)

　　韩为琨(重庆市中医学校主任医师)

　　杨荣书(贵州省遵义中医学校教授)

　　马有度(中华全国中医学会重庆分会会长)

　　夏睿明(重庆医科大学中医科教授)

　　华济生(重庆医科大学中医科教授)

　　乔玉川[第三军医大大坪医院(现中国人民解放军陆军特色医学中心)中医科教授]

　　戴裕光[第三军医大大坪医院(现中国人民解放军陆军特色医学中心)中医科教授]

　　石玉生(遵义市中医院主任医师)

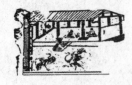

卜月樵（遵义市中医院主任医师）

李玉泽（武汉市武昌区中医院主任医师）

骆竞洪（重庆市沙坪坝区推拿门诊主任医师）

吕紫剑（重庆市市中区紫剑武术馆长）

王兴模（重庆市南桐矿区万盛草医）

胡孝成［重庆市璧山县（现璧山区）福禄乡草医］

吴俊清（云南省昆明市金碧路老草医）

杨汉明（四川省射洪县太乙乡老草医）

冯建光（云南省曲靖县城关镇民族医）

黄道成（贵州省凯里州北大街民族医）

赵仁礼［河南省登封县（现登封市）嵩山村民间中草医］

曾荣丰（贵州省遵义市延安路民间中草医）

张邦燊（重庆市中医研究所主任医师、重庆市针灸学会主任
　　　　委员、四川省针灸学会副主任委员,为本书审稿、写
　　　　序言）

重庆中医少林堂　刘少林　谨启